广州中医药大学第一附属医院创新强院 2019 院内制剂开发项目成果（2019ZJ06）
广东省哲学社会科学学科共建项目"广州中医抗击非典口述史研究"成果（GD18XLS02）
广东省中医药健康服务与产业发展研究中心资助成果
广州中医药历史文化研究基地资助成果

病毒性 呼吸道感染

中医防治家庭手册

刘琼　庞震苗　主编

 SPM
南方传媒

广东科技出版社
全国优秀出版社
· 广 州 ·

图书在版编目（CIP）数据

病毒性呼吸道感染中医防治家庭手册 / 刘琼，庞震苗主编. —广州：广东科技出版社，2023.8
ISBN 978-7-5359-7863-9

Ⅰ.①病… Ⅱ.①刘… ②庞… Ⅲ.①病毒病－呼吸道感染－中医治疗法－手册 Ⅳ.①R259.6-62

中国国家版本馆CIP数据核字（2023）第052446号

病毒性呼吸道感染中医防治家庭手册
Bingduxing Huxidao Ganran Zhongyi Fangzhi Jiating Shouce

出 版 人：严奉强
责任编辑：马霄行
装帧设计：友间文化
责任校对：曾乐慧　李云柯
责任印制：彭海波
出版发行：广东科技出版社
　　　　　（广州市环市东路水荫路11号　邮政编码：510075）
销售热线：020-37607413
https://www.gdstp.com.cn
E-mail:gdkjbw@nfcb.com.cn
经　　销：广东新华发行集团股份有限公司
印　　刷：广州一龙印刷有限公司
　　　　　（广州市增城区新塘镇荔新九路43号千亿产业园　邮编：510700）
规　　格：889 mm×1 194 mm　1/32　印张8.125　字数195千
版　　次：2023年8月第1版
　　　　　2023年8月第1次印刷
定　　价：36.00元

如发现因印装质量问题影响阅读，请与广东科技出版社印制室联系调换（电话：020-37607272）。

编委会

序

Preface

1

　　江山代有才人出，各领风骚数百年。《病毒性呼吸道感染中医防治家庭手册》出版了，可喜可贺！主编之一的庞震苗教授是广州中医药大学优秀教师，从医从教20余年，曾获得"新南方优秀教师"的荣誉称号。早在2020年初，庞老师就曾利用新媒体短视频平台，呼吁社会各界关注中医药在防控病毒性呼吸道感染中的作用和贡献，引起了社会的广泛关注和热烈反响，我也为她点赞！病毒性呼吸道感染主要通过呼吸道飞沫传播，病毒会随着患者或病毒携带者咳嗽或者打喷嚏而排出体外，传染性强，一旦蔓延，危害极大。

　　中医讲究辨证论治，认为病毒感染后，患者会处于某一证型中，而"证"其实就是一种"状态"。几千年来，中医最擅长的就是通过多种手段综合调整人的状态。作者认为，中医既然来自民间，是中华民族在漫长岁月防治疾病的高度经验总结，那就应该还之于民，归纳总结常见的家庭防控病毒性呼吸道感染的中医适宜技术，让更多的居家人群学会操作这些简单又实用的方法，当遇到病毒性呼吸道感染时也不用慌乱，所谓"手中有粮，心里不慌"。《病毒性呼吸道感染中医防治家庭手册》这本书给大家讲解了什么是因人、因地、因时的"三因制宜",并介绍了常见实用的熏洗、艾灸、推拿、耳穴贴压、塞鼻、药膳食疗、外用涂抹、空气消毒、调息守神、经络健身操等防治病毒性呼吸道感染的方法,可谓"简便验廉"。

本书的写作团队中既有大学教授,也有医院临床一线的骨干医护人员,所编选的内容丰富翔实、操作性强。我向大家推荐这本书,因为对于医护人员来说,此书系统回顾了中医治瘟疫的历史,总结了历史上的中医名方,介绍了国医大师、名中医在病毒性呼吸道感染防控中的独家见解,是临床、科研不可多得的参考资料。对于广大普通百姓来说,此书系统介绍了病毒性呼吸道感染防治中的中医适宜技术、家庭防护操作、膳食指导、起居指导,是小而全的便利参考手册。对于广大在校学生来说,此书通俗易懂、易于掌握,而学生身处人群密集的学校,掌握个人防护技能,对学校和家庭来说都是非常重要的。

是以为序。

广州中医药大学　王省良

2022年6月5日

序
Preface
2

病毒性呼吸道感染是常见的疾病之一，常常表现为咳嗽、高热、气喘等临床症状。感染的病毒种类不同，其临床表现亦有轻重之别，严重时可危及生命。因此，病毒性呼吸道感染的预防对每个家庭来说都是非常重要的。

中医认为病毒性呼吸道感染的病位在呼吸道，归属于肺。中医理论认为，肺主气，司呼吸，主宣发肃降，通调水道，朝百脉而主治节。中医药作为中华文化的瑰宝，与现代医学优势互补，是我们对抗病毒的铠甲。祖国医学"天人合一"的整体观念、"阴阳五行"的朴素哲学思想、"辨证论治"的方法论在医学实践中都是得到验证的。《黄帝内经》曰："正气存内，邪不可干。""未病先防"是中医防治疾病的核心思想之一。早期重视干预，恢复期重视康复治疗，是中医药防治病毒性呼吸道感染的优势所在。

本手册从多个方面为大家提供了中医防治病毒性呼吸道感染的方法。首先，介绍病毒性呼吸道感染的前世今生；接着，分别从中西医的角度，综合多位名医的治疗经验，探讨如何治疗病毒性呼吸道感染，以及在日常生活中，如何通过多种内治、外治法防治病毒性呼吸道感染；最后，根据"三因制宜"原则，给出了不同的防治措施。

希望本手册能够让大家了解病毒性呼吸道感染及其中医防治方法，为保护呼吸道的健康提供有效方案。"生命至上，命运与共"，祝大家健康呼吸，健康生活！

广州中医药大学　刘小虹

2022年6月5日

病毒悄然而至之时，口罩成为标配，病毒改变了我们习以为常的生活秩序和社会经济活动……

文明的进程伴随着信息、物产的交换，面对病毒的变化莫测，我们仍在探索。邓铁涛国医大师在2009年12月提出："四大经典为根，各家学说为本，临床实践乃中医之生命线，仁心仁术乃中医之魂，发掘宝库与新技术革命相结合是自主创新的大方向。"中医治病之理，是以疗效为导向的。中医不仅可用于调养，还可用于治病、治重症。重病重剂，轻病轻调，治疗过程不应拘守一法，而应融合中医学"四大经典"，回归经典、悟读经典，结合现代医学实践思考中医定位，才能发挥中医疗效。

本书系统地回顾了历代中医治疗病毒性疾病的经验，记录了中医药在防治病毒性呼吸道感染中的思考、三因制宜的智慧、家庭防护的方法，对人们在与病毒博弈过程中的困惑做了解析，是对中医药防治病毒性呼吸道感染的沉淀。不同的读者有不同的关注点，而这些关注点书中几乎都有体现。

中医在中国传承了数千年，历代医家都将各自智慧融入传统医学体系之中。时空在变，疾病谱亦在变，不变的是中医辨证论治的思维。《病毒性呼吸道感染中医防治家庭手册》完稿之际，正值中国空间站神舟十四号载人飞船发射成功之时！在此祝福中国！祝福中医！祝福刘琼教授、庞震苗教授主编的大作顺利付梓发行！乐之为序。

广州中医药大学　李赛美

2022年6月5日

目
录

Contents

第一章
病毒性呼吸道感染和瘟疫

第二章
病毒性呼吸道感染的中西医治疗

第三章
病毒性呼吸道感染家庭防护方案

第四章

病毒性呼吸道感染中医特色防护法

第五章
三因制宜论治病毒性呼吸道感染

第一章

病毒性呼吸道感染和瘟疫

自进入新世纪千禧年到现在仅20多年，人类已发生了几次重大的病毒性呼吸道感染疫情，如非典型肺炎（非典）、中东呼吸综合征等。随着大都会城市的发展、交通的日益发达，病毒性呼吸道感染在城市内蔓延的速度越来越快。突发的病毒性呼吸道感染打破了原本的生产、生活秩序，对国民经济造成了极大的伤害。面对这类随时可能发生的突发性公共卫生事件，以前所未有的智慧和团结协作才能够取得较好的防范效果。

一、病毒性呼吸道感染

病毒性呼吸道感染是因病毒感染而引发的呼吸道疾病的总称，按感染发生的部位，分为病毒性上呼吸道感染及病毒性下呼吸道感染。临床上常将鼻、咽、喉称为上呼吸道，而将气管以下的气体通道（包括肺内各级支气管）称为下呼吸道。病毒侵犯呼吸道时，经呼吸道黏膜进入人体细胞，在人体细胞中获取养分，进而不断复制、繁衍，形成局部炎症。病毒性呼吸道感染发病率高，不同类型的病毒侵犯不同的部位，所导致的炎症表现也不完全相同。

在急性上呼吸道感染病例中，因感染病毒致病的高达80%[1]，包括病毒感染所致的鼻炎、咽炎、扁桃体炎及喉炎，常见症状有鼻塞、流涕、肌痛、头痛、发热、咳嗽及周身不适等。若不及时治疗，可能会出现听力下降、病毒性心肌炎等并发症。

病毒性下呼吸道感染主要包括气管炎、支气管炎、毛细支气管炎和肺炎，其发病率较病毒性上呼吸道感染低，但近几年发病率呈上升趋势，这与病毒不断变异、毒力较前增强以及人们机体免疫力下降等因素有关。病毒性呼吸道感染的初始症状为干咳或咳嗽伴少量黏痰，可伴有发热。随后咳嗽加剧，痰中可带血或伴有高热，还可因感染引起支气管痉挛，出现程度不等的胸闷气促，甚至呼吸衰竭。

（一）病因病理

1. 病因

主要病因是微生物感染、理化因素影响及过敏反应。呼吸道病毒的传播方式主要是经呼吸道吸入，或经口腔、鼻腔、眼睛等的黏膜接触，或通过被污染的食物等进入机体。在空气流通不良之处，也可能通过气溶胶的形式传播。

（1）微生物感染。病毒感染中，常见的感染原有鼻病毒、腺病毒、呼吸道合胞病毒、流感病毒、副流感病毒、冠状病毒、单纯疱疹病毒、柯萨奇病毒等。病毒感染后会继发细菌感染，常见的菌群有流感嗜血杆菌、肺炎链球菌、卡他莫拉菌等。病毒感染后还可以合并衣原体和支原体感染。

（2）理化因素、过敏反应。冷空气、粉尘、刺激性气体或烟雾（二氧化硫、二氧化氮等）的吸入，或过敏物质（异味、尘螨、动物的毛发与粪便、棉尘等）的吸入，可刺激气管-支气管黏膜，引起急性损伤和炎症反应，为病毒感染创造条件。

（3）机体抵抗力下降。引起机体抵抗力下降的常见原因包括受凉、过度疲劳、嗜烟酒、维生素缺乏、内分泌失调、有害气体刺激等。此外，慢性病如贫血、消化不良、糖尿病、肝硬化及慢性肾炎等也可因机体免疫力下降而诱发病毒感染。

2. 病理

一般表现为上呼吸道黏膜充血、水肿、上皮细胞破坏及浆液性的炎性渗出，伴有细菌感染时可有中性粒细胞浸润，并有脓性分泌物[1]。病毒侵袭肺内支气管、小叶间隔、肺泡壁引起充血、水肿时，可导致病毒性肺炎。病毒侵袭心肌细胞导致变性、坏死、间质充血、水肿时，可引起病毒性心肌炎、心包炎。病毒侵袭肾脏致肾小球系膜增生或免疫复合物形成时，可引起肾小球肾炎。病毒透过血脑屏障导致神经元细胞凋亡时，可引起病毒性脑炎。病毒作用于胃肠上皮细胞时，可导致肠液分泌增多或吸收障碍，引起胃肠炎。

（二）中医对病毒性呼吸道感染的认识

依据症状不同，病毒性呼吸道感染可归属于中医的"伤风"或"感冒"[2]及"喉痹""咳嗽""喘证""血证-咳血""温病""瘟疫""疫病""疠病""疫疠""天行""时行"等范畴。

"伤风"或"感冒"一般病势较轻，病程较短，预后较好。感冒后常见咳嗽症状，据统计，11%～25%的感冒患者会发生感染后咳嗽（PIC），病原体包括病毒、细菌、支原体和衣原体等[3]。部分患者迁延不愈，表现为刺激性干咳，伴有咽痒，常以夜间为甚，甚至影响睡眠，严重干扰患者的正常工作、生活。"喉痹"以咽干、咽痛、异物感，或咽痒不适等为主要临床表现。

"温病"是感受温热之邪引起的外感热病的统称。"瘟疫"是温病中具有强烈传染性、流行性的一类疾病。流行性、传染性病毒性呼吸道感染属中医"瘟疫""疫疬"范畴。"天行""时行"就包含了流行的意思。"疬气"是一切瘟疫病的病因。疬气袭人，变化迅速，《素问·刺法论》云："五疫之至，皆相染易，无问大小，病状相似。"瘟疫多因时令之气异常，生活起居不慎，或过度疲劳而引发。微生物可理解为外邪，抵抗力下降可理解为脏腑功能失调，一旦发病，轻者出现恶寒、发热、头痛、咽痛、四肢酸痛、咳嗽等症，严重者会出现高热、气喘、斑疹、神昏、惊厥等里热较盛证。与瘟疫相关的文字很早就已经出现，说明人们早就注意到会传染的疾病的存在，人们对"瘟疫"二字的认识，是在与疫病斗争的过程中逐步清晰的。殷商时代的甲骨文中即有"疥、疟、痼、风"等疫病名称的记载[4]，在当时，疫病已是颇受重视的社会现象。《素问·六元正纪大论》载"其病温疬大行，远近咸若""疬大至，民善暴

死"，可见春秋战国时期的《黄帝内经》将"疫病"定名为
"疫""疠"，且明确其均为具有传染性的疾病，疠比疫传
染性更强，死亡率更高[5]。晋代许慎《说文解字》对"疫"
的解说是"民皆疾也"[6]，亦明确"疫"是一种能传染的
病。《说文解字》并未收录"瘟"字，江泳据此认为至少在
东汉，"瘟"和"疫"并不等同。徐时仪[7]认为"瘟"的本
字或为"殥"，"殥"的"疫病"义后为"瘟"所替代，且
"瘟"与"疫"均指流行性急性传染病，瘟、疫同义组成并
列复合词始见于晋。桑希生教授在《从〈内经〉五疫及其概
念演变论疫病的分类》一文中指出，最早温、瘟的字形不
分，后来温、瘟的含义不分[8]。明末吴鞠通在《温病条辨》
中将温疫（瘟疫）纳入温病九种分类之中，并言"温疫者，
疠气流行，多兼秽浊，家家如是，若役使然也"，明确指出
瘟疫是具有传染性和流行性的温病，将瘟疫从温病中区分出
来，后世多沿用吴氏的划分。现今，《中医大辞典》对"瘟
疫"一词的解释为"病名。亦称温疫。感受疫疠之气，造成
流行性急性传染病的总称"[9]。瘟疫已经不再像从前一样令
人闻风色变。

二、 历代大疫与中医防治

在漫漫历史长河里，中华民族经历了大大小小无数次疫
病，在一次次与看不见的敌人的交手中，中医中药交出了一

张张了不起的成绩单，并在这个过程中逐渐了解了疫病的病因病机和证治规律，积累了丰富的实践经验，形成了独具特色的理论体系。

中医，是无数前人与疾病抗争，从死神手上抢夺生命，积累下来的智慧结晶，是中华民族的瑰宝。古籍里一说中医源于伏羲氏"尝味百药而制九针"，一说"医之始，本岐黄"，均称中医始于某位圣人。事实上，医疗活动从其产生开始就与整个人类的生产、生活紧密地联系在一起[10]。中医是中华民族在长久的历史岁月中，在与自然的"较量"中，经过艰辛的探索，甚至以生命为代价积累的宝贵经验，是灿烂而独特的医学理论体系，它为中华民族的繁衍生息作出了巨大贡献。

从古代的鼠疫、痢疾，到近代的天花、霍乱、白喉、猩红热，到民国时期的流行性乙型脑炎（乙脑），再到2003年的非典，这些猖獗的瘟疫隐匿在未知的角落，伺机而出，造成大批人群感染、死亡，严重影响社会生产力的发展。据研究，在中国古代，瘟疫的发生有三个高峰期[11]：第一个在战国时期至东汉末年，仅史书有记载的大疫就有28次[12]。第二个在南宋、元及明前期，南宋与金南北分立，战争连绵，元及明前期因内外政商连通日益频繁，也使疫病传播达到了一个高峰。第三个是明末清初，由于人口数量增加和城市规模扩大，交通较前便利，人口流动加快，疫病暴发又到高峰。自汉起，我国记述疫病的医著渐丰，我们可以从这些记述中窥见当时人们与疫病的斗争，一批批医者大疫当前挺身而出，感生灵之疾苦，大愿已发，竭尽所能救治疫病患者，为百姓解除疾疫之苦，同时积累了宝贵的临床经验，逐步建立起完备而确有疗效的辨证论治理论体系，为中国的传染病防疫工作作出了巨大的贡献。

（一）古代大疫——中医战"疫"的萌芽与初步发展

我国古代由于生产力水平低下，人们对疫病的认知不足，医者医治水平有限，手段不多，因此疫病无法得到十分有效的防控，死亡率很高。在相当长的时期里，每当疫病肆虐，人们往往惊恐无助，视之为鬼神降灾，只能求道寻巫。

1. 东汉时期：中医战"疫"先行者——张仲景及其《伤寒杂病论》

东汉末年，寒暑错位，战争频繁，饥荒严重，再加上大规模的人口迁徙、军士水土不服等原因导致疫病四起。据不完全统计，当时至少有10多种灾害链，旱疫有196次，水疫有139次，旱涝疫有144次，寒疫有22次，与战争相关的大疫有27次。正所谓"大兵之后必有大疫""大灾之后必有大疫"，这是中国古代数千年的一条规律[13]。大量人口因为战乱、疫病而死亡。《后汉书·钟离意传》中记载："建武十四年，会稽大疫，死者万数。"张仲景在《伤寒杂病论》的序中写道："余宗族素多，向余二百。建安纪年以来，犹未十稔，其死亡者，三分有二，伤寒十居其七。"他感叹当时人们追名逐利，不传习医术，医学之家因循守旧，固守家传，仓促诊治，以至疫病灾祸到来之时，许多生命徒然消殒，于是"感往昔之沦丧，伤横夭之莫救，乃勤求古训，博采众方"，以《素问》《九卷》《阴阳大论》等为基础，撰成《伤寒杂病论》一书，以供医者参考，从而"见病知源"[14]。我们可以从《伤寒杂病论》张仲景所作序中窥见，当时瘟疫传染性强、流行广泛、人群普遍易感、死亡率高，疫情相当严峻。张氏认为，当时疫病因"寒"而起，名曰"伤寒"，"凡伤寒之病，多从风寒得之"，当循经辨脉、辨证后灵活处方。面对时疫的肆虐，张仲景收集、验证了许多前人防治疾病的经验和方法，他在《伤寒杂病论》中生动准确地记录了大量的病证表现，包括许多经医家误诊误治的案例，确立了六经辨证系统，提出了很多中医治疗的基本原则，如扶正祛邪、保胃气、存津液、扶阳气、区分表里先后缓急等，以及汗、吐、下、和、温、清、消、补、涩、针药并用、药食并用等治疗方法；他在书中记录了许多选药精当、组方严谨、疗效可靠的方剂，将外感热病证治规律的研究推上了第一个学术高峰[15]。《伤寒杂病论》不仅论述了伤寒病证，而且在相当程度上论述了瘟疫的证治，蕴含有防疫学思想，其对瘟疫的认识及防治调护思想为后世疫病学的发展提供了思路，奠定了基础。《湖南通志·名宦志》云："张机（即张仲景），长沙太守。时大疫流行，机精解医药，民赖全活者甚众。"[16]

张仲景与《伤寒杂病论》在中医防治疫病的历史中，犹如一支火炬高举在浓雾之中，照亮了探索的前路。《伤寒杂病论》一出，所阅之人无不惊叹仲景的辨证思维方法和用方思路的巧妙，临床循《伤寒杂病论》之理法方药治愈病者甚广，因此它逐渐成为后世医家诊治疾病的准绳和中医学术发展的源泉之一。《伤寒杂病论》中的经方经后世近两千年的临床实践检验及现代实验研究分析证实具有极大的临床价值，被奉为"众方之祖"，为中医入门所必学。后世医家结合自身的临床经验与研究，对《伤寒杂病论》进行诠释和阐发，不但丰富和完善了中医辨证论治系统，而且应用于临床，效果显著。

2. 晋唐金元时期：中医战"疫"的经验积累

我国关于疫病的记载自汉开始逐渐详细，文献记载了东汉以来人们与疫病斗争的经验。盛唐时期，由于国力强盛，社会安定，中医药得到快速发展，虽然疫病在各地小有暴发，但因防治相对得当而未造成大的危害。从晋代至唐代，葛洪的《肘后备急方》、巢元方的《诸病源候论》、孙思邈的《备急千金要方》、王焘的《外台秘要》等中医著作群芳并放，它们虽然均非疫病研究专著，但各书在瘴气、疫疠、伤寒等与疫病相关的章节中收集、继承、阐发了不少前人预防、治疗疫病的方药和方法，使隋唐时期成为疫病暴发的低潮期。

天花是东汉时期马援征交趾后第一次从国外传入国内

的，称为"虏疮"，在魏晋时期又有多次传入，一度造成暴发流行。晋代医学家葛洪在其所著的《肘后备急方》中，第一次准确而详细地描述了天花的症状，书中称天花为"天行斑疮"，并且第一次提出了治疗的方药。陶弘景则于《补阙肘后百一方》中就天花流行的历史和治疗的方药作了补充。隋代巢元方根据天花的皮肤损害特征，将其命名为"豌豆疮"（后世误刊为"登豆疮"），中医称天花为豆疮（即痘疮，简称"痘"）即由此而来。唐代孙思邈所作的《备急千金要方》里记录了更加多样的治法，如用脓汁接种以防治一些痈肿疣疵，以及《敦煌卷子》中的"兔皮疗豌豆疮"，这些方法已经很接近于现代预防天花的接种法。王焘的《外台秘要》更是搜罗百家，治疗天花的方剂多达12种。钱乙的《小儿药证直诀》不但对天花的病机作了阐发，而且将中国第一部天花和麻疹等小儿发疹性传染病的专著《小儿斑疹方论》（董汲著）附于己书之后一同刊行[17]。18世纪初，我国预防天花的人痘接种术日趋成熟，该技术在18世纪中叶，通过丝绸之路传到欧洲，对欧洲人抗击天花起到了至关重要的作用。

两宋时期暴发瘟疫多达49次。当时政府对疫病防治的关注不足，政府主持编修的《太平圣惠方》《圣济总录》《太平惠民和剂局方》等大型系统医著中关于疫病防治的方药和方法很罕见，少数记录也承自晋唐，并无进展[18]。此后数百年间战乱四起，民苦疫病，催生了大批杰出的医家，其中刘完素、张从正、李东垣、朱丹溪四位擅长治疗温病疫病的医家更是被后世称为"金元四大家"。以金元四大家为首的各个流派根据各自的临床经验与体会，从不同角度对疫病进行了研究，对后世产生了重要影响。其中刘完素"六气皆从火化"的"火热论"及寒凉治热的主张比晋唐医家和宋代医家更加明确，引发了对温病、热病的全面探讨。李东垣生活在大疫流行的年代，其所治疾病中，疫病尤多，22岁时他因治"大头天行"一举成名，此后不断总结治疗经验，著成《内外伤辨惑论》，其另一著作《脾胃论》也是由汴京大疫催生而成的，完全可以用于指导疫病证治。朱丹溪"阳常有余，阴常不足"的观点以及重视滋阴的治法，比前代医家更为清晰，对清代温病的治疗产生了重要影响[19]。

《内外伤辨惑论》中详细记载了金元时期1232年京师（今河南开封）大头瘟一疫的流行情况。李东垣的《二十五论》中有"大头痛论"。元人所著《端效方》中载："时疫疙瘩肿毒者，古方书论所不见……自天眷正统间（1138—1141）生于岭北，次于太原，后于燕蓟山野村坊颇罹此患，至今不绝，互相传染，多至于死亡，且有不保其家者（全家疫死），状如雷头内攻，而咽喉堵塞，头面如牛，又名'雷头瘟'。"可见当时京师大头瘟一疫之严重。清人师道南所著《死鼠行》形象生动地描述了当时的鼠疫疫情，李仁众认为师道南最早把人疫与鼠死正确地联系起来，当时的瘟疫即为鼠疫，而金元以来书中所记载的"大头瘟""大头痛""雷头瘟"即为腺鼠疫[20]。《东垣试效方》中所载普济消毒饮即为李东垣治时疫大头瘟所用，疗效颇著，流传至今，现多用以治疗头面热毒肿痛。

3. 明清时期：中医战"疫"系统理论奠基者——吴又可及其《温疫论》

明末医家吴又可撰著的《温疫论》是我国医学发展史上第一部温病学专著。其对急性传染病的发病原因有卓越的超乎前人的认识。他认为疫病产生的病因，是"天地间别有一种异气所感"，他重视辨清伤寒与时疫的区别，为临床准确证治奠定了良好基础。其在书中说："疫者感天地之疠气，在岁运有多寡，在方隅有厚薄，在四时有盛衰。此气之来，无论老少强弱，触之者即发，邪从口鼻而入。""邪从口鼻而入"与现代呼吸系统传染病的病原体（如导致非典的冠状病毒）由呼吸道吸入相合，已接近现代微生物学的理论，且他还认识到疫病的流行与气候、季节、环境密切相关。他认为疫病除经空气传染外，患病之人亦为传染媒介，"邪之所着，有天受，有传染，所感虽殊，其病则一"，他还肯定了传染病患病与人体自身抵抗力的盛衰有关，如："本气充满，邪不易入，本气适逢亏欠，呼吸之间，外邪因而乘之。"这些理论，体现了吴又可相对超前的、全面的病因学认识，对现今的疫病防治仍然具有现实指导意义。

明末清初，随着我国与他国开展政商交流、民间经贸互通的增加，以及外国侵略者犯境，本来存在于其他国家和地区的瘟疫逐渐传入我国，在沿海一带率先流行，并逐渐蔓延至内地，泛滥成流行烈疫，如霍乱、白喉、猩红热等。此时传染病的流行达到又一次高峰，且病种多为我国前所未见，医家一时束手无策，这些烈性传染病患者的死亡率居高不下，引起医家的广泛关注和深入研究。

1795年，清代郑梅涧在其喉科专著《重楼玉钥》[21]上写道："喉间起白如腐一症，其害甚速，乾隆四十年前无是症，即有亦少，自二十年来患此者甚多，惟小儿尤甚，且多传染，一经误治，遂至不救……虽属疫气为患，究医者之过也，按白腐一证，即所谓白缠喉也。"这是我国医书上第一次出现关于白喉的明确记载和描述。由"乾隆四十年前无是症，即有亦少。自二十年来患此者甚多……按白腐一证，即所谓白缠喉也"可知，白喉在我国开始流行的年代大约是在乾隆中期即18世纪70年代前后。根据观察到的疫情和临床总结的证治经验，郑梅涧认为，白喉一病，"经治之法，不外肺肾，总要养阴清肺，兼辛凉而散为主"，其以养阴清肺汤养肺阴、清肺燥为法的主张，取得相当不错的临床疗效，治愈者甚多，得到广泛认同及运用，被后世医家奉为白喉的治疗原则。

由于清代交通相对不便、地域之间相对隔绝，半个多世纪后，才又出现两位探究白喉证治的大家：湖南浏阳的陈雨春和张绍修。1864年，在陈雨春先生《白喉咙证论》的基础上，张绍修整理编撰成方书《时疫白喉捷要》，就此第一部直接以"白喉"命名的专著问世。张绍修在书中较为详尽地梳理记述了白喉的证治方法、方药及预防调摄。其明确指出白喉"乃时行疫气为病",是一种传染迅速、发病急骤、病情危急、难以防治的烈性传染病,"如系白喉,白块浮于肉上起凸"为白喉的主要临床特征,强调治疗白喉忌表忌温,应当辛散清热解毒,清润养阴,并分初起、病重、病极重三个阶段处方用药,且立方供病后调摄,其治法用药较为完备,因此广为流传。此外,张氏不仅论及白喉的预防方法,还详细介绍了吹药西瓜霜、苦瓜霜的制作与使用,这些药物和治法的临床疗效得到广泛认可,沿用至今。现在,西瓜霜已经演变成各种剂型的成品药出现在人们随手可及的药房货架上。张氏主张用药寒凉、忌表忌温的白喉治法在临床运用时效果显著,但仍有未验之时,同时因为烂喉痧与白喉具有相似的临床症状,且二者同时流行,而许多医家应用这种治法治疗烂喉痧效果不显,因此有人对此提出质疑,认为治疗白喉应寒热辨证。此后数十年间许多专论白喉的医书逐渐问世,这一方面反映了白喉疫情的广泛流行,另一方面也反映了医家的持续关注[22]。李伦青1882年所著的《白喉全生集》较为详尽地辨析了白喉寒热、轻重、虚实的辨证论治方法;黄维翰在《白喉辨证》中述及"治白喉者,各有忌药……并非全忌表药者",明确反对张绍修忌表的主张,认为应重视辨证,分清寒热,分而用药,才能获得更好的临床疗效。20世纪初,上海流行白喉,"服养阴清肺汤,多死",恽铁樵认为此证初起合于伤寒太阳证,主张用麻杏甘石汤,效验,遂"倡言白喉当表，大斥忌表之非"，其后许多医家如张锡纯、丁甘仁、陆渊雷、施今墨等均相应之。针对白喉的证治，众多医家据己临床、用药经验各抒己见，有认同张氏治法的，有主张忌表的，有反对忌表的，有主张寒热施治而不忌升忌表的，这种百家争鸣的状态使得当时中医界对白喉临床辨证、用药的认识与理解逐渐全面和深入，并使白喉一疫在多地得到控制，治愈者颇众。

1891年，白喉血清被应用于临床。接触过西方医学的中医医家，开始进行中西医融汇，将西方医学相关知识运用到白喉的治疗上。陈根儒的《喉证要旨》认为，在中医辨证的同时，可辅佐使用白喉血清，疗效较口服药更迅速，言"西医之法甚良，为喉科者所当习之"。曹炳章对两百年间的喉疫专著进行了系统回顾和整理总结，对白喉、烂喉痧两种呼吸系统传染病从病因、病状、病理、诊断、鉴别诊断、治疗六大方面，以比较的形式做了全面介绍，条分缕析，一目了然，并总结前人的预防措施，撰写了"喉痧与白喉之预防"一章，文中从医生预防、未病预防、临病预防三方面罗列了数十条预防方法，如"医家看病，饮雄黄酒，香油调雄黄末、苍术末涂鼻孔，得嚏更妙""未病之家宜用驱疫散烧烟熏之""喉痧患者不可使之入境"等，这些预防手段在当时都是切实有效的办法。后广东名医黄省三著《白喉病药物新疗法》，书中中西医汇通，以西医理论释中医证治，用西医分类方法对白喉一病做了系统论述介绍。

（二）近代大疫——中医防疫理论发展高峰

19世纪后半叶，一场世界流行的大鼠疫暴发，作为通商口岸之一的广州成为重灾区。1894年的穗港鼠疫，仅广州因鼠疫而死的患者就有10万之多。李永宸认为，在19世纪70年代末，广州和珠江口地区已有鼠疫局部流行的迹象，后在干旱温燥的异常气候背景下，发生了严重的鼠疫流行。疫情流行较集中在西关和老城南部，尤其在西关传染了几遍，症状以核肿、寒热、昏迷为特点，死亡约10万人[23]。

鼠疫的治疗在光绪十七年（1891年）以前，一直处于"前无所依，后无所仿"的情况，各地医家治疗鼠疫时并无专著、专方可循，"患者三五日死，急者顷刻，医师束手。间有打斑割血，用大苦寒剂得生者，十仅一二矣"。医者罗汝兰遍阅方书，无对证者。及见王清任《医林改错》一书，乃悟此证病机为"热毒血瘀"，并在友人吴存甫所辑《治鼠疫法》的基础上，辑录前人诸论及临证经验，从病因病机、症状、治法、防治等方面系统地论述鼠疫，编成《鼠疫汇编》。《鼠疫汇编》见解独到，且书中治法疗效显著，在当时被多次刊刻、广泛流传，其后出版的各鼠疫专著均不同程度受其影响。该书在岭南乃至全国鼠疫病史上都占有重要地位，其"热毒血瘀"的病机认识和解毒活血治则与今人实验及临床研究结果不谋而合，作者独创的服药法——日夜连追法、即时连追法、单剂连追法、双剂连追法等对用中药治疗急症很有启发，对现代鼠疫乃至有类似病因病机的疾病的防治仍有值得借鉴和深入研究之处[24]。

鼠疫在岭南流行长达半个多世纪，岭南医家在遵罗氏《鼠疫汇编》抗击鼠疫疫情的同时，亦积累了大量的临床经验，并提出各种相关证治理论。其中有关鼠疫病因的学说有"地气"说、"热毒"说、"污秽"说、"平日喜食热毒肥腻煎炒而致"说、"天地间别有一种疫疠之气"说、"蕴积之热，禀天令五运六气之淫所发"说、"伏气"说等。有关鼠疫发病机制的学说有热毒迫血成瘀、毒热由少阳直入少阴厥阴、湿热之毒入少阳、痰瘀与疫毒交结、心经受毒等，这些理论丰富和发展了中医瘟疫理论[25]。

岭南伤寒"四大金刚"之首易巨荪所著《集思医案》创伤寒方治疗岭南鼠疫之先河。关于岭南鼠疫疫情，《集思医案》中写道："甲午岁，吾粤疫症流行，始于老城，以次传染，渐至西关，复至海边而止。起于二月，终于六月。凡疫病初到，先死鼠……后及人。有一家而死数人者，有全家覆绝者，死人十万有奇。父不能顾子，兄不能顾弟，夫不能顾妻，哭泣之声，遍于闾里。"此次疫情之凶猛，可见一斑。易氏经过大量仔细的临床观察，详细描述出腺鼠疫的证候："疫症初起，即发热恶寒、呕逆、眩晕……有先发核后发热者，有发热即发核者，有发热甚或病将终而后发核者，有始终不发核者。核之部位，有在头顶者，有在肋腋者，有在少腹者，有在手足者，又有手指足趾，起红气一条，上冲而发核者，见症不一。"当时尚不知有鼠疫菌（鼠疫耶尔森菌），但易巨荪已经观察到其病因是"疫病初到，先死鼠……后及人"，临床上有腹股沟、腋窝、颈项等部位淋巴结迅速肿大的特点，故将其命名为"疫核"。当时许多医家以败毒散治疗鼠疫无效，易氏等岭南伤寒名家运用仲景经方原则，创制升麻鳖甲散治疗疫核，采用多种剂型和给药途径，将自行研制之散剂（升麻必重用）常规口服，汤剂随证加入以下各药：红条紫草、金银花、桃仁、红花、竹茹、柴胡、枳实、桔梗等。外用酒糟、蓖麻油、紫苏叶敷核上。易氏以上述之散剂、汤剂、外敷三法合用治疗鼠疫，救治患者无数，名声大噪[26]。

1910年10月至1911年3月，我国东北地区发生鼠疫大流行，时任东三省防治鼠疫全权总医官的伍连德博士为查明病因，于1910年12月27日在傅家甸对一名患病死者进行了尸体剖检，取其心脏、肺脏和脾脏的血液进行检查，发现了鼠疫耶尔森菌并确证发生在傅家甸的流行病是鼠疫，同时得出结论：这是通过飞沫传染的一种新型鼠疫——肺鼠疫（pneumonic plague）。这可能是我国内地首次检出鼠疫耶尔森菌，也是从病原学方面对鼠疫最早的确证，自此鼠疫防控进入新的时代。

20世纪50年代，白喉疫苗研制成功。1961年6月，中国最后一名天花患者痊愈出院，天花在我国绝迹了。直到1979年，世界上最后一名天花患者治愈后，天花这一可怕的瘟疫才在全世界被消灭了。1980年，第33届世界卫生组织大会在日内瓦正式宣布：人类彻底战胜了天花。

两千多年来，瘟疫学祛邪防疫的方法不断增加，其中以药物预防为主。古代医家采用的药物外用法主要有悬挂、佩戴、烧熏、涂抹、塞鼻、取嚏、点眼、涌吐、粉身或洗浴等，内服的剂型也多种多样，主要有散剂、汤剂、丸剂、酊剂、膏剂以及药汁等。其他预防措施如环境净化、养生摄身、接种预防和情志调节等，在疫病的预防中都起着积极的作用[27]。

（三）现代大疫——中医防疫的传承与现代化

在现代传染病防治体系完全构建之前，鼠疫、白喉、猩红热、天花、霍乱等烈性传染病的防治主要依靠中医。两千多年来，中医积累了相当丰富的抗击各种疫病的经验，救治患者无数，为现代传染病的防治工作提供了临床理论及经验参考。

新中国成立后，由于政府重视防疫工作，较严重的流行疫病已较少见，各地的传染病零星出现，中医诊治获得相当不错的疗效，并未因理论中没有微生物学而束手无策。1956年石家庄流行性乙型脑炎（乙脑）流行，医家师仲景法用白虎汤获效奇佳；1957年北京乙脑流行，蒲辅周用温病之法，采用苍术白虎汤加减治疗，结果疗效显著，无一例死亡且治愈者未有后遗症；1958年广州乙脑流行，邓铁涛教授参加救治，将其辨证为暑热伏湿之证，有效降低了病患的死亡率，邓铁涛教授认为中医治疗有效率达90%且无后遗症[28]。

2002年冬至2003年春，非典暴发，流行全球。非典疫情来势汹汹，发生迅猛，病情变化快，患者往往因呼吸窘迫而死于急性呼吸衰竭，因此被定名为严重急性呼吸综合征（severe acute respiratory syndrome，SARS）。

如何打赢抗击非典这一场战"疫"，是现代中医面前的一个大考验。有些疫病是病毒感染所致，有些是细菌感染所致。在当时病原体没有明确的情况下，邓铁涛教授认为，病原体只是中医辨证论治的根据之一，诊治的关键还是在于辨证论治。当病原体进入人体，根据邪气与正气相争所表现的证候进行辨证论治是战胜非典的武器[29]。据报道，广州中医药大学第一附属医院中西医结合治疗了45例非典患者，结果全部临床痊愈出院，无1例死亡，退热时间平均为3.16天，胸部X线摄片肺部阴影完全吸收时间平均为8天，住院时间平均为10.07天[30]。而北京地坛医院的临床研究显示，中西医结合治疗组35例患者，死亡1例（2.86%），对照组30例患者，死亡2例（6.67%），而且中西医结合治疗组在修复受损肺组织、促进炎症吸收、提高细胞免疫、抑制和杀灭病毒、缓解超敏反应等多方面有明显优势。两组除死亡病例外，其他病例均痊愈出院[31]。自非典疫情发生以来，中医瘟疫学说得到国家相关部门的重视，对运用瘟疫学说防治传染病的研究也在逐渐增多。

非典发生之初，在临床上观察到患者有发热、头痛、咽痛、咳嗽等症状，影像学上肺部有阴影、有类似肺炎的表现，但跟常见的细菌性肺炎相比，症状又不典型，鉴于当时病原体未明确，且其传染性强、抗生素等传统药物治疗对其无效等特点，医学上于2003年1月22日首次使用"非典型肺炎"来对其命名，民间则一直简称"非典"。2003年，非典在全球肆虐，32个国家和地区受到牵涉，中国受影响较大，中国内地又以广东和北京为重。2003年4月，世界卫生组织和有关研究单位宣布分离到一种新的冠状病毒，于是把非典型肺炎改称为冠状病毒肺炎（coronavirus pneumonia）[32]。

1. 非典型肺炎初发

（1）广东早期的非典发展情况。回溯广东早期非典的发展情况，一般认为是2002年11月16日在广东顺德首次发现，但当时并未引起注意，未上报。确诊并上报的第一个病例，是河源人黄某。黄某于2002年12月15日在河源市发病，后因病重转至广州陆军总医院治疗，此次转诊，导致广州陆军总医院7位相关医护人员受感染。而在河源参与过救治黄某的几名医务人员也陆续发病，河源市第一人民医院遂将情况上报广东省卫生厅。与此同时，在中山市也出现了几起医护人员被感染的病案，于是广东省专家小组到中山进行专门调研。广东省疾控中心于2003年1月23日向全省各医疗卫生单位下发通知，要求重视并抓好该病的防控工作[33]。

2003年2月，春节将至，春运到来，大量人口的流动加速了疫情的扩散。非典疫情因此由广东扩散至我国香港、北京、台湾，以及越南、新加坡、加拿大等地。回顾历史，非典突发于2002年12月冬天，结束于2003年6月夏天。

（2）寻找非典病原体。非典病原体的找寻之路漫长且曲折，刚开始广东疾控中心排除了支原体、衣原体、军团菌、立克次体、腺病毒等，无奈之下，于2003年1月22日首次使用"非典型肺炎"对其进行命名。2月18日，中国疾控中心宣称病原体为衣原体，但未能得到广东专家的认可。3月25日，美国疾病控制中心和香港大学微生物系宣布，他们的研究发现非典病原体是来自猪的"冠状病毒"。3月27日，香港大学对外宣布分离出冠状病毒[34]。3月31日，中国工程院院士洪涛教授称非典型肺炎的病原体已经成功分离，很可能是一种新变异的衣原体[32]。4月12日，加拿大公布了SARS冠状病毒的全部基因序列。4月14日，美国科学家宣布绘制出了疑与非典型肺炎相关的新型冠状病毒的基因组序列图。4月15日，中国军事医学科学院微生物流行病研究所与中国科学院北京基因组研究所合作，完成了对冠状病毒全基因组序列的测定。4月16日，世界卫生组织在日内瓦宣布：冠状病毒的一个变种是引起非典型肺炎的病原体。对非典病原体的寻找自此尘埃落定，非典型肺炎疫情最终确认是由一种非典型冠状病毒所引起的，并将其命名为SARS病毒。5月1日，美国《科学》杂志刊登了两份SARS病毒基因组序列研究论文，至此，非典病原体才完整地展现在世人面前，历时长达四个月之久。

2. 非典型肺炎流行情况

（1）中国发病率及医务人员感染率。非典早期，大量医护人员被感染。卫生部公布的数据显示，截至2003年8月16日，中国（不含港澳台地区）共计感染5327例，死亡349人。中国香港地区感染1755例（含疑似SARS病例），死亡300人；中国台湾地区感染665例（含疑似SARS病例），死亡180人。医务人员的感染人数累计约达1000名，医务人员感染数约占非典患者总数的20%，死亡人数中约1/3是战斗在一线的医务人员。

（2）全球发病率及死亡人数。根据世界卫生组织统计并公布的资料，截至2003年8月17日，包括疑似病例在内，全球SARS病例共有8422例，死亡919例，其中，中国内地感染人数占世界的60%以上，中国内地的死亡率为6.5%，中国香港的死亡率为17%，全球的死亡率为9.5%。为什么病情最严重的中国内地，死亡率却并不高呢？究其原因，不难发现中医药较早介入（中国内地的中医参与治疗率达58%）的治疗效果比纯西医治疗的效果明显。其中，广东中医介入治疗比较早。有关统计数据显示，广东的非典死亡率不到4%，北京的非典死亡率在中医介入后下降了80%。面对非典这一当时世界上一无所知的新型呼吸道病毒传染病，中医积极参与救治，在降低发热时间、减少后遗症等方面取得了良好效果，并最终得到了世界卫生组织的肯定[35]。

3. 非典型肺炎的后遗症

2003年，面对当时来势汹汹的非典，主要靠使用呼吸机和大剂量糖皮质激素来挽救患者生命，因患病造成的后遗症主要有肺纤维化、骨坏死、抑郁症。

2013年，广东省中医院在一项对69例非典后遗症患者所做的问卷调查中发现，非典对他们的身心损害极大，有肺部症状、精神变差、股骨头坏死等，因此受歧视而引起的心理障碍更是被钟南山院士称为最大的后遗症[36]。

（1）肺纤维化。肺纤维化是以成纤维细胞增殖及大量细胞外基质沉积并伴炎症损伤、组织结构破坏为特征的改变，也就是正常的肺泡组织被损坏后，经过异常修复导致结构异常（瘢痕形成）。病毒感染后可以导致肺部纤维化，使整个肺部变得像木头一样没有弹性，表现为干咳、进行性呼吸困难，经数月或数年逐渐恶化，最终进展至呼吸衰竭。该病预后欠佳，机体抵抗力弱时，易感染病毒或细菌而使病情加重。

（2）骨坏死。骨坏死是由于多种原因导致的骨滋养血管受损，进一步导致人体骨骼活性组织成分的缺血、变性、坏死。股骨头坏死是其中一种表现，人体很多部位的骨头，如腕骨、月骨、胫骨结节、距骨、足舟骨、跟骨、股骨等都可能发生坏死，多由于使用大剂量糖皮质激素导致。

（3）抑郁症。抑郁症是一种常见的心身疾病，以显著且持久的心境低落为主要表现。很多患者会长期受到心理抑郁的困扰，伴随症状有疲乏、烦躁、气短、心悸等。

骨坏死、肺纤维化、抑郁症几乎是非典后遗症的普遍状态。钟南山院士称其为"SARS后综合征"[36]。

4．非典型肺炎的影响

2003年4月7日，世界卫生组织专家詹姆斯博士考察了广东，他充分肯定了中西医结合治疗可缩短非典患者发热时间和住院时间的临床经验，同时表示，这种经验如果能上升到常规治疗层面，那将对世界防治非典产生深远影响[37]。

非典过后，中国将非典列入《中华人民共和国传染病防治法》法定传染病进行管理[38]，并加强了医疗卫生系统的公共卫生应急机制改革，各地应急机构陆续建立，疫情信息在中国疾病预防控制中心（CDC）、传染病医院、综合医院之间实现共享，各级医疗单位还被要求必须配备中医，中医药得到了大力发展。非典推动了中国的医改进程，使中国与世界卫生组织在公共卫生体系建设、突发公共卫生事件应急处理系统、卫生体制改革、农村卫生、人才资源建设等领域的合作得到广泛加强。

三、中医在急病、重症中的应用

中华民族在中医的保驾护航下繁衍生息。中医并不是只能治轻症，更不是慢郎中，在急病、重症抢救领域，中医药也积累了丰富的理论和经验。如《黄帝内经》概括了真心痛的临床表现特征："真心痛，手足青至节，心痛甚，旦发夕死，夕发旦死。"说明该病病情危急，需迅速辨证救治。张仲景的白虎汤，主治高热不退，而阳明热盛、发热不退也是临床常见急症。孙思邈的《备急千金要方》中有备急方27首，如猝死用"仓公散"开窍，服"还魂散"醒神。葛洪的《肘后备急方》记载了腹腔针灸穿刺放腹水的方法。新中国成立后，老中医蒲辅周以精湛的医术，将乙脑的治愈率提高到90%以上。这些例子都说明中医治疗急病确有疗效。

中医温病学派是一支专门研究温热病的学术队伍，明朝吴又可的《温疫论》开我国传染病学研究之先河，清朝叶天士的《温热论》、薛生白的《湿热病篇》、吴鞠通的《温病条辨》等不仅多有创见，而且提供了许多行之有效的名方，这些名方时至今日仍在使用，且仍然奏效。

（庞震苗　黄燕晓　刘琼）

参考文献

[1] 陈志强，杨关林. 中西医结合内科学［M］. 北京：中国中医药出版社，2016：11.

[2] 王士贞. 中医耳鼻咽喉科学［M］. 北京：中国中医药出版社，2016：113.

[3] 赖克方，聂贻初. 感染后咳嗽发病机制、诊断与治疗研究进展［J］. 中华肺部疾病杂志（电子版），2014，7（5）：481-482.

［4］江泳. 中医疫病概念考［J］. 中国中医基础医学杂志, 2010（10）：1060-1062.

［5］孔立校. 中医八大经典手册［M］. 北京：中国中医药出版社, 1996：70-71.

［6］许慎. 说文解字［M］. 杭州：浙江古籍出版社, 2016：248.

［7］徐时仪. 说"瘟"［J］. 中医药文化, 2006（3）：47-48.

［8］桑希生. 从《内经》五疫及其概念演变论疫病的分类［J］. 中国中医基础医学杂志, 2011（10）：1063-1064.

［9］中国中医研究院, 广州中医药大学. 中医大辞典［M］. 2版. 北京：人民卫生出版社, 2004：1904.

［10］梁永宣. 中国医学史［M］. 北京：人民卫生出版社, 2012：11.

［11］中国中医研究院. 中医药防治非典型肺炎（SARS）研究（一）：中国疫病史鉴［M］. 北京：中国古籍出版社, 2003：93-94.

［12］刘继刚. 论东汉时期的疾疫［J］. 医学与哲学（人文社会医学版）, 2007（10）：54-55.

［13］孙关龙. 中国历史大疫的时空分布及其规律研究［J］. 地域研究与开发, 2004（6）：123-128.

［14］张仲景. 伤寒论［M］. 北京：中国医药科技出版

社，2013：2.

[15] 贾振华，李红蓉，常丽萍，等. 中医学应对疫病的历史回顾与思考 [J]. 中国实验方剂学杂志，2020，26（11）：2.

[16] 湖南省地方志编纂委员会. 光绪湖南通志点校第三卷：名宦志 [M]. 长沙：湖南人民出版社，2017：2197.

[17] 马伯英. 中国的人痘接种术是现代免疫学的先驱 [J]. 中华医史杂志，1995（3）：140.

[18] 姚伟. 晋唐和明清时期瘟疫预防方药及方法的整理研究 [D]. 成都：成都中医药大学，2009：4.

[19] 李董男. 金元时期疫病证治初探 [J]. 湖北中医药大学学报，2012，14（1）：48-50.

[20] 李仁众. 论大头瘟即腺鼠疫 [J]. 山东中医学院学报，1988（2）：71.

[21] 郑梅涧. 重楼玉钥 [M]. 北京：人民卫生出版社，1956：25.

[22] 余永燕. 近代中医防治白喉病史略 [J]. 中华医史杂志，2004（2）：16-19.

[23] 赖文，李永宸. 1894年广州鼠疫考 [J]. 中华医史杂志，1999（4）：15-18.

[24] 李禾，赖文. 罗芝园《鼠疫汇编》在岭南鼠疫病史之地位及价值 [J]. 中华医史杂志，1999（2）：100-103.

［25］李永宸，赖文. 岭南医家对鼠疫病因病机的认识［J］. 中国中医基础医学杂志，2005（5）：397-399.

［26］孙韶刚，胡正刚，张横柳. 岭南甲午鼠疫与岭南伤寒学派易巨荪学术思想探讨［J］. 中国中医药现代远程教育，2011，9（9）：5-6.

［27］姚伟. 晋唐和明清时期瘟疫预防方药及方法的整理研究［D］. 成都：成都中医药大学，2009：5-29.

［28］钟嘉熙，陈银环，梁雪芬，等. 流感和人禽流感的中医药防治［M］. 广州：广东人民出版社，2006：105.

［29］邓铁涛. 论中医诊治非典型肺炎［J］. 新中医，2003（6）：3-5.

［30］朱敏，叶志中，林新峰，等. 中西医结合治疗传染性非典型肺炎（SARS）45例临床分析［J］. 中国医药学报，2003（6）：328-330.

［31］王融冰，刘军民，江宇泳，等. 中西医结合治疗SARS疗效初步分析［J］. 中国中西医结合杂志，2003，23（7）：492-493.

［32］洪涛，王健伟，孙异临，等. 电镜观察从非典型肺炎患者尸检标本中发现衣原体样和冠状病毒样颗粒［J］. 中华医学杂志，2003（8）：20-24.

［33］蔡呈腾. 科学史上的动人时刻：大同世界［M］. 天津：天津科学技术出版社，2018：178-179.

［34］何雅青. 动物SARS-CoV在新发传染病流行病学溯源

中的意义［C］// 中华医学会. 2017新发传染病研究热点研讨会论文集. 广州：广东省预防学会医学病毒学专业委员会，2017：20.

［35］杨璞. 中医防疫有良方［J］. 家庭医学，2021（8）：10-11.

［36］三金. "非典"十年：关注"非典后遗症"［J］. 中国减灾，2013（6）：52-53.

［37］中医治疗"非典"经验很重要［N/OL］. 中国中医药报，2003-04-09［2022-06-05］. https://cnkivpn.xstsg.top/kns8/defaultresult/index.

［38］"非典"被列为法定传染病［J］. 医院管理论坛，2003（5）：5.

第二章

病毒性呼吸道感染的中西医治疗

　　病毒性呼吸道感染的治疗包括中医治疗、西医治疗。由于病毒的易变性和易耐药性，目前尚缺乏治疗病毒性呼吸道感染的特异性药物。许多名医名家提出自己的诊治经验，许多地方根据"因地制宜"的原则制订了符合地域特色的治疗方案。

一、中医治疗

（一）如何分寒热、辨体质

　　患者在服中药前需要先识别自己的体质寒热属性。偏寒体质的人往往有冷、白、稀、迟、痛的表现，偏热体质的人往往有赤、黄、干、燥、疮等表现。每个人都是颜色不一样的"烟火"。

　　冷指的是平素畏风怕冷或四肢冰凉，需比别人多穿衣物；白是指面色、舌质偏淡白；稀指的是涕、痰、涎、大小便偏清稀且次数多；迟指的是月经常推迟，动作迟缓乏力，脉搏缓慢，每次呼吸脉动少于四次或有停顿；痛指的是冷痛，如受风寒后头、颈、腰、四肢关节、胃肠冷痛。过敏性鼻炎、过敏性哮喘、慢性阻塞性肺病、慢性胃炎、关节退行性变、甲状腺功能减退的发病多与寒性体质有关。

　　赤指的是面色、口、唇、眼、舌质偏红；黄指的是涕、痰、涎、小便颜色偏黄；干指常口干欲饮冷水、口臭、大便干结；燥指的是皮肤干燥，心烦易怒，失眠，易出血（如牙龈出血、眼结膜出血、尿血、便血且色鲜红），月经提前，每次呼吸脉动超过四次；疮指的是口腔溃疡、痤疮等毛囊、皮肤化脓性炎症。高血压、糖尿病、甲状腺功能亢进的发病多与热性体质或阴虚火旺有关。

偏寒之人，多喜饮温水，在怕冷怕风时可选防风、荆芥等祛风散寒药；伴有腹胀、大便稀溏之人，可选陈皮、炒白扁豆以健脾行气利湿；咳嗽痰白时，可选杏仁、陈皮、法半夏等祛湿化痰药。

偏热之人，口渴欲饮凉水、咽痛、怕风时，可选桔梗、牛蒡子、薄荷、金银花、连翘、桑叶、菊花等疏风清热、清热利咽药；伴有大便稀溏之人，可选葛根、黄芩、黄连以清利湿热；咳嗽痰黄时，可选杏仁、鱼腥草、芦根等清热化痰药；有发热、身痛之人，可加用柴胡、葛根、青蒿以解肌退热。

夹湿夹瘀之人，常口渴却不欲饮水。夹湿之人多见舌苔厚腻，可选藿香、佩兰、苍术等药以祛湿辟秽。夹瘀之人常出现口唇紫暗，舌可见瘀斑，可加三七、丹参以活血化瘀。

体质虚弱之人，易觉疲劳，动则气喘，容易汗出怕风，容易患感冒且比常人难治愈，可选白术、防风以益气固表。

体质平和之人，阴阳平和，不会出现偏寒偏热的表现，生病少，即便生病也易治愈。

（二）治疗病毒性呼吸道感染的常用中药、中成药

发生病毒性呼吸道感染时，可以根据症状表现分型，针

对性地进行中药调治。

恶寒无汗，咳嗽，咯痰稀薄、色白，鼻塞打喷嚏，流清涕，喜热饮，舌淡红，苔薄白，脉浮紧，证属外感风寒；恶寒轻，咳嗽，咯痰黄稠，声嘶咽痛，鼻塞，流黄涕，头目胀痛，舌红，苔薄黄，脉浮数，证属外感风热；干咳，无痰或少痰，口干咽燥，咽喉瘙痒，唇鼻干燥，舌红少津，苔薄白或薄黄，脉浮数，证属燥邪伤肺[1]；咳嗽痰黏，口中黏腻，头昏重胀痛，心烦痞满，恶心欲呕，肢体酸重，舌淡胖，苔白腻或黄腻，证属湿邪阻滞；咳嗽无力，少气懒言，乏力倦怠，动则气喘，食欲不振，舌淡苔白，脉弱，证属气虚；口渴咽干，手足心热，心烦，夜间盗汗，舌红少苔，脉细数，证属阴虚。以下根据不同的证型介绍对应的中药和中成药。

1. 外感风寒

【常用中药】荆芥、白前、紫菀、百部、桔梗、甘草、陈皮、杏仁。

【功效】杏仁、紫菀、百部性温不热，入肺经，皆可止咳化痰；桔梗味苦，白前味辛，二者协同，辛开苦降，宣降肺气；荆芥疏风解表，陈皮理气化痰，甘草利咽止咳。

【临证加减】如患者干咳无痰，可加天花粉等润燥化痰；如患者鼻塞、流涕，可加藿香、辛夷、苍耳子。

【使用注意】证属阴虚或肺热者不宜使用。

【常用中成药】

风寒感冒颗粒：用于风寒感冒，症见发热，头痛，恶寒，无汗，咳嗽，鼻塞，流清涕。每次1袋，每天3次，冲服。

九味羌活颗粒： 用于外感风寒挟湿导致的恶寒发热，无汗，头痛且重，肢体酸痛。每次1袋，每天2~3次，冲服。

感冒清热颗粒： 用于风寒感冒，症见头痛发热，恶寒身痛，鼻流清涕，咳嗽咽干。每次1袋，每天2次，冲服。

三拗片： 用于风寒咳嗽，声重，痰多、色白清稀。每次2片，每天3次，口服。

通宣理肺丸： 用于风寒束表、肺气不宣所致的感冒咳嗽，发热恶寒，鼻塞流涕，头痛，无汗，肢体酸痛。每次2丸，每天2~3次，口服。

2．外感风热

【常用中药】桑叶、菊花、杏仁、连翘、薄荷、桔梗、甘草、芦根。

【功效】桑叶甘苦性凉，可清宣肺热；菊花味甘性寒，可疏散风热；桔梗、杏仁宣降肺气，薄荷疏散风热，连翘透邪解毒，芦根清热生津，甘草调和诸药。

【临证加减】如患者肺热甚，咳嗽频繁，痰黄黏稠，可加瓜蒌、黄芩、桑白皮、贝母以清热化痰；如患者咽红咽痛，可加板蓝根、牛蒡子以清热利咽。

【使用注意】证属风寒者不宜使用。

【常用中成药】

抗病毒口服液： 用于风热感冒、流行性感冒。每次10毫升，每天2~3次，口服。

清开灵口服液：用于外感风热时毒、火毒内盛所致发热，烦躁不安，咽喉肿痛，舌质红绛，苔黄，脉数。每次20～30毫升，每天3次，口服。

金花清感颗粒：用于流行性感冒轻症，属风热犯肺者，症见发热，恶风或恶寒，头身酸痛，咽痛，咳嗽，鼻塞流涕，舌质红，舌苔薄黄，脉数。每次1袋，每天3次，冲服。

银翘解毒颗粒：用于风热感冒，症见发热头痛，咳嗽口干，咽喉疼痛。每次15克，每天3次，口服。

桑菊感冒颗粒：用于风热感冒初起，症见头痛，咳嗽，口干，咽痛。每次1～2袋，每天2～3次，冲服。

双黄连口服液：用于风热感冒，症见发热，咳嗽，咽痛。每次2支（20毫升），每天3次，口服。

连花清瘟胶囊：用于发热或高热，恶寒，肌肉酸痛，鼻塞流涕，咳嗽，头痛，咽干咽痛，舌偏红，苔黄或黄腻。每次4粒，每天3次，口服。

急支糖浆：用于风热咳嗽，咽痛。每次20～30毫升，每天3次，口服。

蛇胆川贝枇杷膏：用于风热咳嗽痰多，胸闷，气喘。每次15毫升，每天3次，口服。

杏贝止咳颗粒：用于外感咳嗽属表寒里热者，症见微恶寒，发热，咳嗽，咳痰，痰稠质黏，口干口苦，烦躁。每次4克，每天3次，冲服。

肺力咳合剂：用于痰热犯肺所引起的咳嗽痰黄。7岁以内每次10毫升，7~14岁每次15毫升，成人每次20毫升，每天3次，口服。

健儿清解液：用于咳嗽咽痛，食欲不振，脘腹胀满。婴儿每次4毫升，5岁以内的幼儿每次8毫升，6岁以上者酌加，每次10~15毫升，每天3次，口服。

柴葛感冒退热颗粒：用于身热，无汗头痛，目痛鼻干，咽干耳聋，舌苔薄黄，脉浮洪。每次15克，每天2~3次，小儿酌减，开水冲服。

3．燥邪伤肺

（1）温燥证。

【常用中药】桑叶、杏仁、沙参、浙贝母、淡豆豉、栀子皮、梨皮。

【功效】适用于感染后咳嗽，证属温燥的患者。桑叶清宣燥热，杏仁润燥止咳，淡豆豉辛凉透散，浙贝母清热化痰，沙参养阴生津，栀子皮清泻肺热，梨皮清热润燥。

【常用中成药】

蜜炼川贝枇杷膏：用于肺燥之咳嗽，痰多，胸闷，咽喉痛痒，声音沙哑。每次22克（约一汤匙），每天3次，口服。糖尿病患者慎用。

养阴清肺口服液：用于咽喉干燥疼痛，干咳，少痰或无痰。每次1支（10毫升），每天2~3次，口服。

百合固金口服液：用于燥咳少痰，痰中带血，咽干喉痛。每次20毫升，每天3次，口服。

二母宁嗽丸：用于痰黄而黏不易咳出，胸闷气促，久咳不止，声哑喉痛。每次9克，每天2次，口服。

秋梨润肺膏：用于久咳，痰少质黏，口燥咽干。每次10~20克，每天2次，口服。糖尿病患者慎用。

鸡苏丸：用于肺热喘咳，气急鼻煽，燥咳，痰黏难咯，咽干鼻燥，劳嗽咳血，颧红盗汗，胸膈满闷。每次3~6克（0.5~1袋），每天2~3次，口服。

（2）凉燥证。

【常用中药】紫苏叶、半夏、茯苓、前胡、桔梗、枳壳、甘草、生姜、大枣、杏仁、橘皮。

【功效】紫苏叶辛温发散，杏仁润燥止咳，前胡疏风散邪、降气化痰，桔梗利咽，枳壳降气，共起理肺化痰之效；半夏、橘皮燥湿化痰，茯苓渗湿健脾，生姜、大枣调和营卫，甘草调和诸药。

【使用注意】在使用时宜结合舌象，辨别寒热以选方用药。

【常用中成药】

苏黄止咳胶囊：用于风邪犯肺所致的咳嗽，干咳无痰或少痰，咽痒，气急，可因遇冷空气、异味等因素而突发或加重，舌苔薄白，以及感冒后咳嗽或咳嗽变异性哮喘见上述证候者。每次3粒，每天3次，口服。

4. 湿邪阻滞

（1）寒湿证。

【常用中药】大腹皮、白芷、紫苏、茯苓、半夏、白术、陈皮、厚朴、藿香、炙甘草。

【功效】藿香辛温，既可解表之风寒，也可化里之湿浊；半夏、陈皮理气燥湿，和胃降逆止呕；白术、茯苓健脾运湿，大腹皮、厚朴行气化湿，紫苏、白芷辛温发散，炙甘草调和诸药。

【临证加减】若患者表邪偏重，恶寒无汗，可加香薷以助解表。

【使用注意】湿滞而复外感风寒的患者适用。

【常用中成药】

藿香正气滴丸、加味藿香正气丸、藿香正气水：用于暑湿感冒，头痛身重胸闷，或恶寒发热，脘腹胀痛，呕吐泄泻。

橘红痰咳液：用于痰浊阻肺所致的咳嗽，气喘，痰多，以及感冒、支气管炎、咽喉炎见上述证候者。每次10~20毫升，每天3次，口服。

二陈丸：用于痰湿停滞导致的咳嗽痰多，胸脘胀满，恶心呕吐。每次9~15克，每天2次，口服。

午时茶颗粒：用于外感风寒、内伤食积证，症见恶寒发热，头痛身楚，胸脘满闷，恶心呕吐，腹痛腹泻。每次6克，每天1~2次，冲服。

（2）湿热证、暑湿证。

【常用中药】香薷、金银花、扁豆花、厚朴、连翘。

【功效】香薷、厚朴辛温散寒，祛暑化湿；金银花、连翘辛凉宣散，清透暑热；扁豆花清热化湿，健脾和胃。

【临证加减】如患者湿偏盛，胸闷便溏，可加藿香、茯苓以化湿利水；如患者热偏盛，咳痰黄黏，可加青蒿、滑石以清热祛暑。

【使用注意】暑热湿蕴而复感于寒的患者适用。

【常用中成药】

清肺化痰丸：用于肺热咳嗽，痰多气喘，痰涎壅盛，肺气不畅。每次1袋（6克），每天2次，口服。

二母宁嗽丸：用于痰黄而黏不易咳出，胸闷气促，久咳不止，声哑喉痛。每次9克，每天2次，口服。

清肺宁嗽丸：用于肺热咳嗽，痰多黏稠。每次1丸，每天2次，口服，小儿酌减。

温胆片：用于湿热内蕴，胸闷，身重头晕，咳嗽，痰黄，呕吐腹胀，失眠不寐。每次4片，每天3次，口服。

5. 气虚证

【常用中药】防风、黄芪、白术、党参、茯苓、甘草。

【功效】黄芪甘温，可益气固表，白术健脾益气，防风散风御邪，三者合用，可扶正祛邪。党参益气健脾，茯苓健脾渗湿，甘草益气和中，是治疗肺脾气虚的常用中药。

【临证加减】如患者自汗较重，可加牡蛎、乌梅、浮小麦等固表止汗；如患者气滞湿盛，食欲不振，呕吐痞闷，可加砂仁、木香行气化痰；如患者脾胃虚寒，倦怠乏力，喜温畏寒，可加吴茱萸散寒助阳。

【使用注意】阴虚者不适用。

【常用中成药】

玉屏风颗粒：用于表虚不固，自汗恶风，面色㿠白，或体虚易感风邪者。每次5克，每天3次，口服。

补肺活血胶囊：用于气虚血瘀，咳嗽气促，或咳喘胸闷，心悸气短，肢冷乏力，腰膝酸软，口唇紫绀，舌淡苔白或舌紫暗等。每次4粒，每天3次，口服。

陈夏六君子丸：用于脾胃虚弱，食少不化，腹胀胸闷，气虚痰多。每次6克，每天2～3次，口服。

补肺丸：用于肺气不足，气短喘咳，咳声低弱，干咳痰黏，咽干舌燥。每次1丸，每天2次，口服。

6．阴虚证

【常用中药】麦冬、太子参、甘草、粳米、大枣、阿胶、杏仁、枇杷叶。

【功效】麦冬甘寒清润，养阴清热，太子参益气养阴，大枣、甘草、粳米益气养胃生津，阿胶养阴润肺，杏仁、枇杷叶止咳降逆。

【临证加减】如患者津伤甚，口干咽燥，可加沙参、玉竹以养阴液；如热甚，可加黄芩以清肺热。

【使用注意】证属虚寒者不宜用。

【常用中成药】

养阴清肺口服液：用于咽喉干燥疼痛，干咳、少痰或无痰。每次1支（10毫升），每天2～3次，口服。

百合固金口服液：用于少痰，痰中带血，咽干喉痛。每次20毫升，每天3次，口服。

咽喉饮：用于咽干咽痛，干咳少痰。每次15毫升，每天3次，口服。

以上为常用方剂，应当注意的是，任何药物的使用，尤其用于婴幼儿、孕妇、哺乳期妇女以及有慢性疾病的人时，应当在医生或药师的指导下使用。

（三）中成药应用注意事项

1. 甄别科普资讯是否科学、客观、公正

面对病毒性呼吸道感染，读者要注意在阅读有关资讯时甄别发布者是不是医学专家、疾控中心人员，发布账号是个人账号还是官方机构的账号，要避免被一些不实的图文信息误导，引起不必要的担心和恐慌。

2. 预防误区

在对呼吸道病毒缺乏了解的情况下，民众容易因为恐慌而采取错误的预防措施，即所谓的病急乱投医、病急乱吃药。中医药治疗讲究辨证治疗，正常人群无任何症状但想要使用预防性中药或中成药时，应在医生的指导下进行选择。对于有些苦寒药，脾胃虚寒者、体弱之人（如老人、儿童、胃肠功能低下者）、阳虚体质者需慎用，更不能长期服用、过量服用，否则可能会导致虚寒证的加重，削弱机体免疫力，不利于抗病防病。没有医生指导的道听途说、跟风服药的做法是非常不妥当的。

（四）中医药防治非典型肺炎

1. 非典型肺炎的病因与病机

2003年4月23日，卫生部印发《非典型肺炎中医药防治技术方案（试行）》[2]，明确非典属于中医"温病"范畴。温病是由温邪引起，以发热为主要症状，容易伤阴化燥的一种急性热病。非典的病因是感受疫毒时邪，致热毒痰瘀壅阻肺络，热盛邪实，湿邪内蕴，耗气伤阴，甚则可出现气急喘脱的危象。

2. 非典型肺炎的治疗原则与方案

（1）治疗原则。通观非典的治疗，有三个治疗原则非常重要：①坚持中医药早介入。②坚持中西医结合。③坚持三因制宜。

第一，坚持中医药早介入，是指把握病机分期诊治，在发病早期尽快使用中药，阻断病情发展至重症，同时坚持辨证论治，根据感邪的轻重调整药量。第二，坚持全过程中西医结合治疗，中西医并重可起到相辅相成、优势互补的作用，是"现代中医"的治疗理念。第三，治疗过程中要重视因人、因时、因地调整个体治疗方案，愈后也要注重调理体质，防止复发。

（2）治疗方案。非典的治疗分为早期、中期、极期（高峰期）、恢复期四期。辨证上可结合温病的卫气营血辨证和三焦辨证。

【早期】发病后1～5天，病机以热毒袭肺、湿遏热阻、表寒里热夹湿为主。

A. 热毒袭肺

症状：发热，恶风，无汗，头疼，周身酸楚，干咳，乏力，气短，口渴咽干，舌边尖红，苔薄白或薄黄，脉浮数。

治法：清热宣肺，疏表通络。

选方：银翘散合麻杏甘石汤加减。

常用药：麻黄、炒杏仁、生石膏、生甘草、金银花、连翘、牛蒡子、黄芩、鲜芦根、紫苏叶、羌活、防风。

B. 湿热阻遏

症状：发热微恶寒，身重酸痛，口干不欲饮，干咳少痰，或伴胸闷，脘痞，无汗或汗出不畅，或见呕恶，纳呆，大便溏泻，舌淡红，苔薄白腻，脉浮稍数。

治法：宣化湿热，透邪外达。

选方：三仁汤合升降散加减。如湿重热轻，亦可选用藿朴夏苓汤。

常用药：杏仁、生薏苡仁、豆蔻、滑石、白通草、竹叶、厚朴、法半夏、羌活、僵蚕、片姜黄、蝉蜕、苍术、黄芩、青蒿、紫苏叶。

C. 表寒里热夹湿

症状：发热恶寒，甚则寒战壮热，伴有头痛，关节酸疼，咽干或咽痛，口干，饮水不多，干咳少痰，舌红，苔薄黄而腻，脉浮数。

治法：解表清里，宣肺化湿。

选方：麻杏甘石汤合升降散加减。

常用药：炙麻黄、生石膏、炒杏仁、生甘草、僵蚕、蝉蜕、片姜黄、薄荷、金银花、连翘、黄芩、鲜芦根、生薏苡仁、苍术、羌活。

【中期】发病后3~10天，病机以疫毒侵肺、湿热蕴毒、湿热郁阻少阳、热毒炽盛为主。

A. 疫毒侵肺，表里热炽

症状：高热烦躁，咳嗽喘促，呼吸气粗，面赤口渴，喜饮，喉间痰鸣，痰黄难咯，头痛，舌红，苔黄厚，脉弦滑数。

治法：清热解毒，泻肺降逆。

选方：清肺解毒汤。

常用药：生黄芪、金银花、柴胡、黄芩、炙麻黄、杏仁、生石膏、生甘草、青蒿、生薏苡仁、瓜蒌皮、桔梗、薄荷。

B. 湿热蕴毒

症状：发热，午后尤甚，汗出不畅，胸闷、脘痞、腹胀，口干不欲饮，干咳或呛咳，或伴有咽痛，口中黏腻，呕恶吐泻，小便短赤，舌苔黄腻，脉濡数或滑数。

治法：化湿辟秽，清热解毒。

选方：甘露消毒丹加减。

常用药：生石膏、杏仁、茵陈、虎杖、豆蔻、滑石、僵蚕、蝉蜕、苍术、石菖蒲、柴胡、黄芩、连翘、薄荷。

C. 湿热郁阻少阳

症状：发热恶寒，午后热甚，心烦口渴，胸闷、脘痞，两胁胀满，呕恶口苦，纳呆，呛咳，痰黏难出，汗出，溲赤便溏，倦怠乏力，舌苔黄腻，脉滑数。

治法：清泄少阳，分消湿热。

选方：蒿芩清胆汤加减。

常用药：青蒿、竹茹、法半夏、赤茯苓、黄芩、炒杏仁、陈皮、生薏苡仁、枳壳、滑石、苍术、郁金。

D. 热毒炽盛，充斥表里

症状：高热，汗出，大渴饮冷，咽痛，头痛，骨节烦疼，喘息气粗，小便短赤，大便秘结，或呕吐泄泻，舌红绛苔焦燥，脉沉数或沉伏。

治法：清热凉血，泻火解毒。

选方：清瘟败毒饮加减。

常用药：生石膏、生地黄、水牛角、黄连、山栀子、黄芩、连翘、知母、牡丹皮、赤芍、玄参、桔梗、生甘草。

【极期】发病后7~14天，病机以痰湿瘀毒壅阻肺络、湿热壅肺、内闭喘脱为主。

A. 痰湿瘀毒壅阻肺络

症状：胸闷憋气，气短息促，面紫唇绀，精神萎顿，体倦乏力，频繁咳嗽，胸中痰滞，咯痰不爽，胃脘痞闷，不思饮食，小便短赤，大便不爽，舌淡暗，苔黄腻，脉沉细而数。

治法：益气解毒，化痰利湿，凉血通络。

选方：活血泻肺汤。

常用药：生黄芪、金银花、当归、赤芍、泽兰、牡丹皮、旋覆花、车前子、葶苈子、紫菀、桑白皮、生薏苡仁、生甘草。

B. 湿热壅肺，气阴两伤

症状：身热不扬，每日晡为甚，胸闷憋气，气短，动则尤甚，口干不欲饮，精神萎顿，语声低微，舌淡，苔黄，脉细数，重按无力。

治法：清热利湿，补气养阴。

选方：益肺化浊汤。

常用药：西洋参、山萸肉、杏仁、生石膏、知母、贝母、藿香、柴胡、连翘、苍术、石菖蒲、郁金。

C. 邪盛正虚，内闭喘脱

症状：发热不甚，或有潮热，喘促，气短，倦怠嗜卧，语声低微，汗出肢冷，四肢厥逆，面色紫绀，舌绛，苔腐，脉微欲绝或沉细而迟。

治法：益气固脱，通闭开窍。

选方：参附汤加减，送服安宫牛黄丸。或大剂量静脉点滴生脉注射液或参附注射液及清开灵注射液。

常用药：红参、炮附子、山萸肉、黄精、煅龙骨、煅牡蛎、炙麻黄、炙甘草。

【恢复期】发病后10～18天，病机以气阴两伤、肺脾两虚为主。

A. 气阴两伤，余邪未尽

症状：低热，胸闷气短，动则尤甚，汗出心悸，或有胸痛，神疲体倦，咳嗽，舌淡暗，苔薄腻，脉细滑。

治法：益气养阴，化湿通络。

选方：李氏清暑益气汤加减。

常用药：西洋参、生白术、五味子、麦冬、沙参、炙枇杷叶、丹参、当归、赤芍、茯苓、生薏苡仁。

B. 肺脾两虚

症状：咳嗽，气短，腹胀，纳呆，体倦神怠，面色萎黄，肠鸣腹泻，大便稀溏，舌淡少苔，脉细数无力。

治法：益气健脾。

选方：参苓白术散加减。

常用药：党参、炒白术、黄芪、炒山药、茯苓、焦山楂、木香、生甘草。

3. 国医大师及名中医经验

中医治疗团队将治病与防病融汇于方药之中。对于密切接触者、医护人员及其他高风险人员，提倡预防性地服用中药，以增强抗病能力。对于早期患者，提倡中医药及早介入。临床观察发现，加用中药后，患者普遍病程缩短，死亡率降低，可以尽早减撤激素，甚至不用激素。仝小林认为[3]，非典的主证是高热干咳，这也是引发多种并发症甚至导致死亡的主因，用中药退热的效果是明显的，且退热稳定，不易复发。一些由抗生素、激素的副作用导致的症状，经中药治疗后也能很快恢复正常。中药治疗还能有效促进肺部炎症的吸收，减少后遗症、并发症，减轻用药副作用。对于激素引起的股骨头坏死及肺纤维化，服用对证中药可以减缓病情发展。

国医大师邓铁涛经验

【专家简介】邓铁涛，男，首届国医大师，著名中医学家、教育家，中华中医药学会终身理事，广州中医药大学终身教授、博士研究生导师，原广州中医学院副院长，广州中医药大学邓铁涛研究所所长。1962、1979年被广东省人民政府两次授予"广东省名老中医"称号。2003年任中医"抗非"专家顾问组组长，获"中医药抗击非典特殊贡献奖"。2009年被人力资源和社会保障部、卫生部、国家中医药管理局评为"国医大师"。2019年9月29日被人力资源和社会保障部、国家卫生健康委、国家中医药管理局追授"全国中医药杰出贡献奖"。

邓老认为，非典是全新的疾病，是中医与西医遇到的新问题，中医不能袖手旁观。中医虽无细菌学说，但细菌早已被概括于"邪气"之中。吴又可的戾气、疠气、杂气学说，已非常接近现代医学对微生物的认识。对病毒性疾病的治疗，中医自有其优势。中医的理论，不把着力点放在对病原体的认识上，而是根据病原体进入人体、邪气与正气斗争所表现出的证候进行辨证论治，这些辨证论治的理论及方法已传承两千多年，的确是战胜非典的武器库。

邓老认为，非典属于中医春温病伏湿之证，病机以湿热蕴毒、阻遏中上二焦，易耗气挟瘀，甚则内闭喘脱为特点。本病戾气、湿、瘀、毒、虚兼夹，在治疗时应注意"三早"：早期应用安宫牛黄丸，可防邪毒内陷心包，防止传变；早期应用人参扶助正气，及时停用抗生素；早期应用活血软坚散结之品，防止肺纤维化，防止病灶扩散，加快病灶早日吸收。邓老根据非典发病的四个阶段确定相应的治疗方法：早期强调宣透清化，选用三仁汤、麻杏甘石汤等加减化裁；中期强调清化湿热，宣畅气机，选用甘露消毒丹、达原饮、蒿芩清胆汤等加减化裁；极期在祛邪的同时重视扶正，选用清营汤、生脉散等加减化裁；恢复期则强调扶正透邪，同时重视化湿、活血，选用参麦散、沙参麦冬汤、李氏清暑益气汤、参苓白术散或血府逐瘀汤等加减化裁[4]。

邓老认为，预防非典的方法，最重要的是清热、解表，同时要注意生活起居饮食要有规律。根据中医"调养则法四时"的观点，他在2003年3月15日的《大公报》上公布了以五味消毒饮衍化的冬春季节防病的"邓老凉茶"处方：金银花、野菊花、白茅根、桑叶、蒲公英、甘草。其中金银花、野菊花清热解毒；蒲公英利湿通淋，白茅根清热利尿，二者使邪有出路；桑叶清肺热，白茅根味甘生津，甘草调和诸药并扶正。他认为，中医的治疗不在于一直与病毒对抗，而在于在祛邪的同时，更加注意调护患者的正气，使邪有出路。

国医大师周仲瑛经验

【专家简介】周仲瑛，男，国医大师，南京中医药大学教授，主任医师，博士研究生导师，中华全国中医药学会终身理事，中国中医科学院学术委员，江苏省中医学会名誉会长，广东省中医研究院客座研究员，首批全国传承老中医专家学术经验导师，全国老中医药专家学术思想优秀指导老师，全国优秀中医临床人才研修项目优秀指导老师，江苏省重点学科优秀学科带头人，第一批国家级非物质文化遗产项目"中医诊法"代表性传承人。

周老认为，非典主要通过近距离空气飞沫和密切接触传播，具有较强的传染性，人群普遍易感。患者初期主要表现为发热头痛、全身酸痛、干咳、少痰、气促等中医肺卫症状，故本病应属于中医"瘟疫""风温"等范畴。正如《素问·刺法论》所说，"五疫之至，皆相染易，无问大小，病状相似"，说明疫病具有一定的季节性或传染性。而造成非典大范围流行的主要原因，周老认为是"非其时而有其气"，即冬天应寒而反暖，春天应暖而反寒，气候变化无常，寒温失调，造成"戾气"（变异的冠状病毒等）流行，自口鼻而入，触犯人体则发病。周老认为，从非典有一定的潜伏期、病情重、传变快，且成年人多发等情况来看，该病很可能是先有伏邪，后因新感而引发。

在病因病机的分析上，周老认为掌握三焦辨证方法在对非典的中医临床治疗中显得尤为重要，以三焦辨证为依据，可将该病分为初期、中期、极期、恢复期四期进行辨证治疗，针对不同病期的主证特点，制定相应的治法和系列专方专药，可充分发挥中医辨治非典的优势。

对于非典的预防，周老认为应芳香辟秽解毒，选用藿香、苍术、白芷、草果、石菖蒲、艾叶、冰片、重楼等制成香囊，佩挂于胸前。对于易感人群，或与非典患者接触者，应选用轻清透达、芳化和中、清热解毒之品，如紫苏叶、荆芥、藿香各6克，野菊花、贯众、大青叶各10克，水煎服用，重在芳香辟秽解毒，轻清宣透伏邪。上述药物也可制成气雾剂，用于公共场所集体预防或居室内空气消毒。对于甘温益气之品及大剂清热解毒药的应用，周老认为若从增强人体免疫功能及抗病能力等方面来讲，此用法无可厚非，但从中医理论来看，造成非典流行的是温（湿）热疫毒，病性本身属热属实，初起病位在表，根据中医"在卫汗之可也""治上焦如羽"等治疗原则，理应因势利导、轻清宣透伏邪为是，即使"邪之所凑，其气必虚"，扶正亦应以清养肺气为主，而甘温补益之品恐有助热生火之弊，大队清热解毒药的应用有"药过病所、苦寒伤胃"之虞，值得进一步探讨[5]。

国医大师王琦经验

【专家简介】王琦，男，国医大师，中国工程院院士，博士研究生导师，中医九种体质学说创始人，国家重点学科中医基础理论学科带头人。北京中医药大学学术委员会委员、中医体质与生殖医学研究中心主任，享受国务院政府特殊津贴的有突出贡献专家，人事部、卫生部、国家中医药管理局遴选的全国第二、第三批五百名著名老中医之一。

王老认为，在抗击非典的战役中应充分认识到中医药对急性传染病的防治特长，历代医家均根据不同时期疫病流行特点创造性地提出了许多理论和治法，要不断从每次疫情探索规律，积累经验，形成新的认识，提供有效的防治方法。

王老认为中医药防治非典有三大优势。一是理论上的优势。中医注重整体调节，注重调整自身适应体内外环境影响因子的能力，注重体质理论、正气理论。对不同传染病的防治过程有对应的理法方药，如清热解毒法、通里攻下法、芳香开窍法、活血化瘀法、回阳救逆法等。中医是辨病与辨证相结合，在把握传染病发病规律的基础上辨证论治。

二是治疗上的优势。在长期防治温热病和传染病的过程中，中医产生了很多有效方药，如号称温病"三宝"的安宫牛黄丸、至宝丹、紫雪丹，现代研制的醒脑静注射液、清开灵注射液、双黄连注射液、参麦注射液、参附注射液、鱼腥草注射液、抗病毒口服液，其疗效均被大量实践所证明。中药可减轻西药的毒副作用。用于治疗非典的清热镇痛剂、抗生素、激素均有不同程度的毒副作用，中药介入治疗可缩短疗程，减轻其毒副作用，对患者的长远健康保护有积极意义。

三是病后康复的优势。中医药在宣解余邪、补益虚损、食疗调养方面有一整套的方法，有助于机体的及早康复[6]。

国医大师熊继柏经验

【专家简介】熊继柏，男，国医大师，湖南省名中医，湖南中医药大学教授，博士研究生导师；全国第四、第五批老中医药专家学术经验继承人指导老师，中医药师承教育博士研究生导师，湖南中医药大学第一附属医院学术顾问；湖南中医药大学内经教研室主任，中医经典古籍教研室主任，中华中医药学会内经专业委员会会员，内经教学研究会委员。

熊老认为，非典是现代医学的病名，由于其发病急剧，病情险恶，传染性很强，因此它是一种严重的急性呼吸道传染病。这种严重的急性传染病，中医称为"疫病"，或称"温疫"；对于具有强烈传染性的病毒邪气，中医称为"疫气"，又称"疠气"，或称"疫疠之气"。疫病的发生与气候变化密切相关。《黄帝内经》云："太阴司天之政……二之气，大火正……其病温厉大行，远近咸若。"文中所说的"太阴司天之政"，是指湿气主导的气候异常变化的年份。熊老注意到从2002年冬大寒开始，大地寒冷之气持续偏盛；2003年春天以来，雨水时降，寒热变化的幅度过大，而且变化急骤。为求证此情况，熊老当年咨询了湖南省气象站的专家，得知2003年的春季气候变化有一个显著特点：许多地方突冷突热，冷时冰雪交加，热时炎热如暑。这种湿热交蒸的气候变化，可导致湿郁热遏，对疫疠之气的产生有一定的作用。

　　熊老认为疫病的防治应当实行中西医结合。疫疠之气经呼吸传播，传染性很强，必须严格预防才能防止造成大的流行。中医确有不少防治瘟疫的专方，内服的、外熏的、佩带的，都是古人经验所得。服用中药预防非典，必须注意两点：一个是针对疫病的病邪性质和病变部位用药，如果用药的针对性不强，譬犹"无的放矢"，自然不能取效，非典的病邪性质是湿热疫毒，病变部位主要在肺，"温邪上受，首先犯肺"，因此预防用药必须抓住湿热疫毒这个关键。二则内服中药必须因人而异，须辨证施治，按照卫气营血的辨证法则，辨别证候，选方用药[7]。

国医大师任继学经验

【专家简介】任继学，男，国医大师，长春中医药大学终身教授，博士研究生导师，广州中医药大学客座教授，北京中医药大学客座教授，国家中医药管理局中医药工作专家咨询委员会委员，全国高等中医药专业教材建设专家指导委员会委员，世界中医药学会联合会高级专家顾问委员会委员，中华中医药学会终身理事，1990年被国家确认为全国继承老中医药专家学术经验导师。

任老认为，非典的发病时节为2002年11月中旬（大雪与冬至相接之时）至2003年4月，正值冬春之际，从临床病象及诊治过程中观察可知，此病为春温病，因其有传染性，故为时疫春温病。他认为，本病的发生发展既有伏邪内潜，又有时疫病毒之感。一是伏邪之因，"冬伤于寒，春必病温"，意思是冬天身体受到损害，邪气入侵体内，很有可能在春天诱发疾病；二是正气不足，即"冬不藏精，春必病温"，意思是冬天身体没有保养好，春天也容易诱发疾病。另外情绪的起伏，如喜怒不节、忧思悲恐等皆可引发气机阻滞，五脏之道不畅，卫气受阻，导致五脏失和，气化功能不全，气血循环不利，造成机体中气不足，卫气不固，营气不守，抗病能力低下。

在治疗上，任老认为早期病情轻者可选用清肺透毒汤：白僵蚕15克，蝉蜕15克，大青叶15克，连翘15克，荆芥穗15克，羌活5克，枳壳12克，生石膏50克，金荞麦30克，金莲花30克，水煎服。病情重、变化快者，方用宣肺驱毒汤：中华蟾皮（干）3克，桔梗10克，虎杖15克，金荞麦25克，醋浸麻黄6克，地龙15克，大青叶15克，连翘15克，枳壳12克，金银花30克，生石膏50克，引用生姜3片、羌活2克，水煎服。上述2方均为每日2剂，间隔3~4小时服1次。为促进病变迅速好转，可配合梅花点舌丹、六神丸，以阻断病情发展，梅花点舌丹（山西新绛中药厂出品为上）早晚各1次，2粒/次，中间加服1次六神丸。

预防方药：

扶正除疫Ⅰ号方：红景天20克，大青叶15克，贯众10克，虎杖15克，水煎代茶饮，连服7天。

扶正除疫Ⅱ号方：炙黄芪10克，红景天10克，重楼5克，炙甘草10克，防风5克，苍术15克，芙蓉叶5克，水煎代茶饮，连服15天。

神仙粥（出自《敦煌石窟药方》）：大米或小米1把，生姜5大片，水2小杯，入砂锅内煮，煮烂时，加入带须大葱白5支，煮至米熟时，再加米醋30~40毫升调匀，每天早晨趁热服。

雷公救疫丸（又名雷击散，出自《丸散膏丹自制法》）：药用猪牙皂、细辛、辰砂、雄黄、藿香、防风、白芷、贯众、半夏、陈皮、木香、桔梗、甘草、枯矾，温水送服，每次2克。

避瘟丹（出自《泻疫新论》）：药用乳香、苍术、细辛、甘松、木香。枣肉糊为丸，如豆大，每用1丸焚之，良久，又焚1丸，略有香气即妙。

其他：也可选用贯众，以水泡服[8]。

国医大师路志正经验

【专家简介】路志正，男，国医大师，中国中医科学院主任医师、资深研究员，博士研究生导师。全国老中医药专家学术经验继承工作指导老师，国家级非物质文化遗产传统医药项目代表性传承人，历任中华医学会中西医学术交流委员会委员，中华中医药学会内科分会副主任委员，内科心病专业委员会副主任委员，风湿病学会主任委员，卫生部药品评审委员会委员，卫生部国际交流中心理事，北京中医学会理事、副理事长、顾问，北京中医药大学名誉教授、客座教授，马来西亚马中厦大中医学院名誉院长，伦敦中医学院名誉教授，长春中医药大学客座教授，广东省中医研究所客座研究员。

路老认为，中医药理论对人的健康和疾病的认识是建立在整体观念和"天人合一"的观点之上的，从中医的角度看，非典属于春温伏湿范畴。广东2002年11月发现第一例非典病例，与广东气候较热、雨量偏多、相对湿度较大有关。根据春温和瘟疫夹湿的特点，广东通过临床实践总结出"非典型肺炎中医防治方案"，为全国中医防治非典提供了宝贵经验。北京于2003年3月下旬开始，非典肆虐。与广东的气候不同，北京春季偏凉，人民喜食火锅、辛辣食物，冷饮酒浆为常，致聚湿温蕴热，损伤脾胃，中焦气机阻滞，升降悖逆。感染非典后，肺失肃降，胃中浊气又上逆犯肺。非典来势猛，变化快，往往卫气同病，气营两燔。路老认为应迅速退热，阻止传变，宜综合运用中医疗法，如轻清宣化、表里双解、清气凉营、通阳利湿、开达募原等中药治法，以及内服外敷、针灸推拿、肌静注射等。还要始终重视热、毒、咳、喘、虚、癖、闭、脱的转化和相兼，早为防护，才能扭转病势，提高疗效。金银花、紫花地丁、柴胡、薄荷等清热解毒的药物有一定的疗效。非典发展到后期，患者咳嗽厉害、呼吸困难、分泌物增多，可出现呼吸窘迫，此时要肃肺化痰、止咳定喘、清热解毒、活血祛瘀，宜选用麻杏甘石汤加蝉蜕、僵蚕、地龙、鱼腥草、白芍、桃仁等。若气虚，加生脉饮等，以控制病势，防止危殆[9]。

国医大师何任经验

【专家简介】何任，男，国医大师，原浙江中医学院教授、院长，中华中医学会第二届常务理事，浙江分会会长。

何老认为，中医有"上工治未病"的预防思想，合理推荐经过卫生部非典防治领导小组审定的中药处方，可以满足广大人民的需要，但同时也要让人们知道，中医讲究辨证论治，面对同一种疾病，医生会根据不同人群、不同气候、不同地理条件给出不同的处方，而同一个处方用在不同体质的人身上，效果也会有很大的不同。更重要的是，老百姓不要认为服用了预防非典的药方就不会得病，而放松警惕。在服用非典预防方药时，还要注意饮食平衡、环境通风，少去公共场所，出现相关症状应立即就医[10]。

广东省名中医刘仕昌经验

【专家简介】刘仕昌，男，广东省名中医，博士研究生导师，广州中医药大学终身教授。中华中医药学会传染病分会顾问，广东省中西医结合学会第二届热病专业委员会顾问。在2002—2003年的抗SARS斗争中，90岁高龄的刘老临危不惧，运用中医温病学理论，充分发挥中医药优势指导治疗，荣获广东省抗击非典三等功，并被评为广州市抗击非典先进个人。

刘老认为，从综合情况来看，广东非典患者有风、热、湿的症候群。风，表现为畏寒、怕冷；热，表现为高热39摄氏度以上、口干、口苦、痰黄稠夹带血丝；湿，表现为腹泻、头重脚轻、疲惫无力、胃口差。治疗上，对应的方法是祛风、清热、化湿。而依据温病卫气营血辨证理论，可以对非典患者分不同阶段来治疗，以清热解毒、清肺化湿、活血化瘀为原则。第一阶段：卫分证，即疾病早期，由于风热入侵，患者见发热、恶寒、咳嗽、口干，治疗宜疏风清热，用银翘散加减。第二阶段：气分证，邪热壅肺，故见高热、咯痰黄黏稠，胸闷气促，治疗宜用麻杏甘石汤加减。第三阶段：热入心包，患者可出现持续高热、神志不清、呼吸困难，这时用安宫牛黄丸或紫雪丹，温开水化开后鼻饲，结合现代医学的急救措施，可让患者转危为安。第四阶段：血分证，这是疾病的后期，患者可见咯血、尿血、便血、鼻血、牙龈出血、皮下紫癜等，此时应清热凉血止血，用犀角地黄汤加减治疗可显效。

刘老进一步指出，以上只是温病的基本治疗原则，实际临床运用时，还要注意个体差异，如清热祛湿并重、扶正祛邪并举、内服药与外治法并用，不要拘泥于教科书。此次非典虽发于初春，但并非只有单纯的"风温"表现，而是还有"湿"的症候群同时出现，这与岭南地区气候终年炎热多雨，温病湿热证常见于多种疾病的特点相符。刘老强调坚持"三因制宜、辨证论治"，也强调中西医结合，取长补短，一切以患者为中心，以提高临床疗效、缩短病程、挽救生命、恢复健康为目的[11]。

广东省名中医彭胜权经验

【专家简介】彭胜权，男，广东省名中医，广州中医药大学首席教授，博士研究生导师，国家级重点学科——中医临床基础学科学术带头人，全国名老中医药专家学术继承人导师。中华中医药学会感染病分会副主任委员，广东省中西医结合学会终身理事，广东省感染病（热病）专业委员会名誉主任，广东省防治SARS专家组成员，广州市突发公共卫生事件专家委员会成员。

彭教授认为，非典是由病毒引起的肺部炎症，从广东的发病情况来看，本病发生于冬春季节，有一定的传染性，临床症状轻重不一，比较复杂，多以发热、咳嗽、气促为主证，整个病程大体上按卫气营血阶段传变，属于温病风温范畴。

在预防上，彭教授给出了五点建议：①注意休息，增强体质，提高机体对疾病的抵抗能力；②本病流行期间少去公共场所，房屋要注意空气对流，勤洗手；③春季气温变化大，不要骤减衣被，避免受凉；④居室中用白醋熏蒸，每平方米用白醋150毫升，煮3遍，或用苍术10～20克烧烟，亦可取得消毒的效果；⑤用中药凉茶预防，药用玄参15克、板蓝根10克、金银花15克、连翘10克、生薏苡仁30克、藿香10克、茯苓20克、野菊花15克、白茅根15克，每日1剂，连服3天。

在饮食调护方面，彭教授建议：①多饮水，多吃新鲜蔬果，如梨、枇杷、橘子、荸荠、胡萝卜、苹果等，有清热生津、止咳化痰之功效；②食物宜细软，以汤、粥、菜泥、肉碎等有营养易消化食物为宜，忌酸、辛辣、滋腻之品，以免留邪助热；③煮汤或粥食，如竹叶荷叶粥（鲜竹叶50克或干品30克，鲜荷叶一张或干品30克，加水煎煮取汁，加粳米100克、白砂糖少许，煮粥食用）有清热化湿、开胃益气之功，银耳雪梨羹（银耳10克，雪梨1枚，冰糖15克，将梨去核切片，加水适量，与银耳同煮至汤稠，再加冰糖溶化即成，每天2次，热饮）有清热、生津、润肺止咳之功[12]。

广东省名中医朱敏经验

【专家简介】朱敏，男，广东省名中医，主任中医师，硕士研究生导师。曾任广州中医药大学第一附属医院副院长，广东省中医药学会急诊医学专业委员会副主任委员，广东省中西医结合学会急救医学专业委员会副主任委员，广东省中医药学会疑难病专业委员会副主任委员，非典时期任广东省非典攻关专家组成员，2009—2010年担任广东省防治甲型H1N1流感中医专家组组长。

朱教授认为，非典为风热之邪与时疫夹杂所致，邪在肺卫或卫气同病，邪热疫毒充斥表里，气机不利，故头身痛，此并非夹湿所致，邪毒上壅咽喉则咽痛。一旦正不胜邪，易致传变，治疗用药当顾护正气。清代医家主张此类疾病以轻清宣化为主，不可用大剂寒凉。朱教授根据此法拟定了基础方：僵蚕10克，蝉蜕6克，桔梗10克，甘草6克，玄参15克，马勃6克，重楼20克，岗梅根20克，柴胡10克，厚朴10克。热毒盛者加黄芩15克、蒲公英20克，湿热盛者加苍术10克、陈皮5克，咳嗽者加枇杷叶15克。每天1剂，水煎服。朱教授还注意到，春季为阳气生发之时，少阳当令，此时疏利少阳枢机可使邪有出路，故临床上常规加用小柴胡片口服[13]。

4. 非典型肺炎的中医预防方

《黄帝内经》言"正气存内，邪不可干"，意思是机体正气（免疫力）足够的人不容易感染疫病。生活中的易感人群多是免疫力低下的人群，如何保护易感人群，重点在于提高易感人群的自身免疫力，非典期间各地中医专家拟定了许许多多适用于非典预防的中药处方。2003年4月，卫生部、国家中医药管理局发布了《非典型肺炎中医药防治技术方案（试行）——预防部分》，提供了6个预防方[14]。

【处方一】生黄芪10克，败酱草15克，薏苡仁15克，桔梗6克，生甘草3克，水煎服，每日两次，连服3日。可益气化湿，清热解毒。

【处方二】鱼腥草15克，野菊花6克，茵陈15克，佩兰10克，草果3克，水煎服，每日两次，连服3日。可清热解毒，利湿化浊。

【处方三】蒲公英15克，金莲花6克，大青叶10克，葛根10克，紫苏叶6克，水煎服，每日两次，连服3日。可清热解毒，散风透邪。

【处方四】芦根15克，金银花10克，连翘10克，薄荷6克，生甘草5克，水煎服，每日两次，连服3日。可清热解表，疏风透邪。

【处方五】生黄芪10克，金银花10克，沙参10克，防风10克，白术6克，贯众6克，藿香10克，苍术6克，水煎服，每日两次，连服3日。可健脾益气，化湿解毒。

【处方六】太子参15克，贯众6克，金银花10克，连翘10克，大青叶10克，紫苏叶6克，葛根10克，藿香10克，苍术6克，佩兰10克，水煎服，每日两次，连服3日。可益气宣邪，解毒化湿。

注意事项：不推荐无感染人群长期服用中药预防。如有需要应在医生指导下服用中药。在应用中药预防时，要区别不同情况，因时、因地、因人制宜选择中药预防处方。老人、儿童应在医生指导下减量服用，慢性疾病患者及经期、产后妇女应慎用，孕妇禁用。中药预防方不宜长期服用，一般可服用3天。服用中药预防方后感觉不适者，应立即停止服药，并及时就医。

（五）防疫经典方

瘟疫的发展过程，是邪正相互斗争的过程，正胜则邪却，正虚则邪陷。清叶天士提出的"或透风于热外，或渗透于热下，不与热相结，势必孤矣"这一祛邪法成为后世中医治疗瘟疫的主要思想依据，并形成清热解毒、芳香化湿等治法，传承下来的经典方有达原饮、清瘟败毒散、增损双解散、升降散、十全苦寒救补汤、银翘散、桑菊饮、清营汤、犀角地黄汤、神犀丹、安宫牛黄丸、青蒿鳖甲汤、加减复脉汤、蒿芩清胆汤、三仁汤、杏仁滑石汤、甘露消毒丹等[15]。以下列出主要的经典方供大家参考。

1. 小柴胡汤

【组成及参考剂量】柴胡12克、黄芩9克、人参9克、半夏9克、甘草（炙）9克、生姜（切）9克、大枣（擘）4枚。

【用法】水煎服。

【适应证】①伤寒少阳病证。邪在半表半里，症见往来寒热，胸胁苦满，默默不欲饮食，心烦喜呕，口苦，咽干，目眩，舌苔薄白，脉弦。②妇人伤寒，热入血室。经水适断，寒热发作有时。③疟疾、黄疸等内伤杂病而见以上少阳证。

【出处】《伤寒杂病论》。

2. 千金苇茎汤

【组成及参考剂量】苇茎30克、冬瓜子24克、薏苡仁30克、桃仁9克。

【用法】水煎服。

【适应证】肺痈，热毒壅滞，痰瘀互结证。症见身有微热，咳嗽痰多，甚则咳吐腥臭脓血，胸中隐隐作痛，舌红，苔黄腻，脉滑数。

【出处】《备急千金要方》。

3. 甘露消毒丹

【组成及参考剂量】飞滑石15克、淡黄芩10克、绵茵陈11克、石菖蒲6克、川贝母5克、木通5克、藿香4克、连翘4克、豆蔻4克、薄荷4克、射干4克。

【用法】水煎服，用量按原方比例酌定。

【适应证】湿温时疫，邪在气分，湿热并重证。症见发热倦怠，胸闷腹胀，肢酸咽痛，身目发黄，颐肿口渴，小便短赤，泄泻淋浊，舌苔白或厚腻或干黄，脉濡数或滑数。

【出处】《医效秘传》。

4. 麻杏甘石汤

【组成及参考剂量】麻黄5克、杏仁9克、甘草6克、石膏18克。

【用法】水煎服。

【适应证】外感风邪，邪热壅肺证。症见身热不解，咳逆气急鼻煽，口渴，有汗或无汗，舌苔薄白或黄，脉滑而数。

【出处】《伤寒杂病论》。

5. 达原饮

【组成及参考剂量】槟榔6克、厚朴3克、草果仁1.5克、知母3克、芍药3克、黄芩3克、甘草1.5克。

【用法】水煎服。

【适应证】瘟疫或疟疾，邪伏膜原证。症见憎寒壮热，或每天3次，或每天1次，发无定时，胸闷呕恶，头痛烦躁，脉弦数，舌边深红，舌苔垢腻，或苔白厚如积粉。

【出处】《温疫论》。

6. 藿香正气散

【组成及参考剂量】大腹皮3克、白芷3克、紫苏3克、茯苓（去皮）3克、半夏曲6克、白术6克、陈皮（去白）6克、厚朴（去粗皮，姜汁炙）6克、苦桔梗6克、藿香（去土）9克、甘草（炙）7.5克、生姜3片、大枣1枚。

【用法】水煎服，用量按原方比例酌定。

【适应证】外感风寒，内伤湿滞证，以及山岚瘴疟等。症见恶寒发热，头痛，胸膈满闷，脘腹疼痛，恶心呕吐，肠鸣泄泻，舌苔白腻。

【出处】《太平惠民和剂局方》。

7. 银翘散

【组成及参考剂量】连翘9克、金银花9克、苦桔梗6克、薄荷6克、竹叶4克、生甘草5克、荆芥穗5克、淡豆豉5克、牛蒡子9克。

【用法】水煎服，用量按原方比例酌减。

【适应证】温病初起。症见发热，微恶风寒，无汗或有汗不畅，头痛口渴，咳嗽咽痛，舌尖红，苔薄白或薄黄，脉浮数。

【出处】《温病条辨》。

8. 大青龙汤

【组成及参考剂量】麻黄18克、桂枝6克、炙甘草6克、杏仁10克、生姜10克、石膏45克、大枣10枚。

【用法】水煎服。取微似汗。汗出多者，温粉扑之，一服汗者，停后服。若复服，汗多亡阳，恶风烦躁，不得眠。

【适应证】可发汗解表、清热除烦，主外感风寒，兼有里热，恶寒发热，身疼痛，无汗烦躁，脉浮紧。亦治溢饮见上述症状而兼喘咳面浮者。

【出处】《伤寒杂病论》。

9. 藿朴夏苓汤

【组成及参考剂量】藿香6克、川厚朴3克、姜半夏4.5克、赤茯苓9克、杏仁9克、生薏苡仁12克、豆蔻3克、猪苓9

克、淡豆豉9克、泽泻4.5克、通草3克。

【用法】水煎服。

【适应证】湿温初起，身热恶寒，肢体困倦，胸闷口腻，舌苔薄白，脉濡缓。

【出处】《感证辑要》引《医原》，本方在原书中无方名，根据《感证辑要》卷四补。

10. 白虎加苍术汤

【组成及参考剂量】知母9克、甘草（炙）3克、石膏30克、苍术9克、粳米9克。

【用法】水煎服。

【适应证】湿温病。症见身热胸痞，汗多，舌红苔白腻等。

【出处】《类证活人书》。

11. 黄连解毒汤

【组成及参考剂量】黄连9克、黄芩6克、黄柏6克、栀子9克。

【用法】水煎服。

【适应证】三焦火毒证。症见大热烦躁，口燥咽干，错语不眠，或热病吐血、衄血，或热甚发斑，或身热下利，或湿热黄疸，或外科痈疡疔毒，小便黄赤，舌红苔黄，脉数有力。

【出处】《肘后备急方》。

12. 麻黄加术汤

【组成及参考剂量】麻黄（去节）9克、桂枝（去皮）6

克、甘草（炙）3克、杏仁（去皮、尖）6克、白术12克。

【用法】水煎服。

【适应证】外感寒湿，恶寒发热，身体烦疼，无汗不渴，饮食无味，苔白腻，脉浮紧。

【出处】《金匮要略》。

13．宣痹汤

【组成及参考剂量】防己5克、薏苡仁5克、杏仁5克、滑石5克、连翘3克、山栀子3克、半夏3克、晚蚕沙3克、赤小豆皮3克。

【用法】水煎服。

【适应证】湿痹。症见湿聚热蒸，蕴于经络，寒战热炽，关节烦疼，舌色灰滞，面目萎黄。

【出处】《温病条辨》。

14．清瘟败毒饮

【组成及参考剂量】生石膏30克、细生地黄10克、乌犀角6克（水牛角代，约30克）、真川黄连5克、知母12克、玄参12克、栀子9克、桔梗9克、黄芩9克、赤芍9克、连翘9克、牡丹皮9克、鲜竹叶6克、甘草6克。

【用法】水煎服，生石膏先煎，后下余药。

【适应证】瘟疫热毒，气血两燔证。症见大热渴饮，头痛如劈，干呕狂躁，神昏乱语，视物模糊，或发斑疹，或吐血、衄血，四肢或抽搐，舌绛唇焦，脉沉数，可沉细而数，或浮大而数。

【出处】《疫疹一得》。

15. 增损双解散

【组成及参考剂量】白僵蚕9克、全蝉蜕12枚、广姜黄2.1克、防风3克、薄荷叶3克、荆芥穗3克、当归3克、白芍3克、黄连3克、连翘（去心）3克、栀子3克、黄芩6克、桔梗6克、石膏18克、滑石9克、甘草3克、大黄（酒浸）6克、芒硝6克。

【用法】水煎服。

【适应证】热毒流注。可解散阴阳内外之毒，无所不至。

【出处】《伤寒瘟疫条辨》。

16. 升降散

【组成及参考剂量】白僵蚕（酒炒）6克、全蝉蜕（去土）3克、姜黄（去皮）9克、川大黄（生）12克。

【用法】共研细末，和匀。据病之轻重，分2～4次服，用黄酒、蜂蜜调匀冷服。中病即止。

【适应证】温热、瘟疫，邪热充斥内外，头面肿大，咽喉肿痛，胸膈满闷，呕吐腹痛，发斑出血，丹毒，谵语狂乱，不省人事，腹痛，吐泻不出，胸膈烦热，大头瘟（头部赤肿），蛤蟆瘟（颈项肿大），以及丹毒、麻风。

【出处】《伤寒瘟疫条辨》。

17. 十全苦寒救补汤

【组成及参考剂量】生石膏24克、青子芩18克、生大黄9

克、川黄连9克、白犀角6克（水牛角代，约30克）、真厚朴3克、小枳实4.5克、芒硝9克、生川黄柏12克、白知母18克。

【用法】上药水煎频服，不拘时刻。

【适应证】温病，症见热盛体臭，不省人事，舌见黑苔。

【出处】《广温热论》。

18．桑菊饮

【组成及参考剂量】桑叶7.5克、菊花3克、杏仁6克、连翘5克、薄荷2.5克、苦桔梗6克、甘草2.5克、芦根6克。

【用法】水煎服。

【适应证】风温初起，咳嗽，身热不甚，口微渴，苔薄白，脉浮数。

【出处】《温病条辨》。

19．清营汤

【组成及参考剂量】犀角2克（水牛角代，约30克）、生地黄15克、玄参9克、竹叶心3克、麦冬9克、丹参6克、黄连5克、金银花9克、连翘6克。

【用法】水煎服，水牛角先煎，后下余药。

【适应证】热入营分证。症见身热夜甚，神烦少寐，胡言乱语，斑疹隐隐，脉细数，舌绛而干。

【出处】《温病条辨》。

20．犀角地黄汤

【组成及参考剂量】犀角3克（水牛角代，约30克）、生地黄30克、芍药12克、牡丹皮9克。

【用法】水煎服，水牛角先煎，余药后下。

【适应证】①热入血分证。热扰心神，身热谵语，舌绛起刺，脉细数。②热伤血络，斑色紫黑、吐血、衄血、便血、尿血等，舌绛红，脉数。③蓄血瘀热，喜忘如狂，漱水不欲咽，大便色黑易解等。

【出处】《备急千金要方》。

21. 宣白承气汤

【组成及参考剂量】生石膏15克、生大黄9克、杏仁粉6克、瓜蒌皮4.5克。

【用法】水煎服。

【适应证】阳明温病，下之不通，喘促不宁，痰涎壅滞，大便秘结者。

【出处】《温病条辨》。

22. 三仁汤

【组成及参考剂量】杏仁15克、飞滑石18克、白通草6克、豆蔻6克、竹叶6克、厚朴6克、生薏苡仁18克、半夏10克。

【服法】水煎服。

【适应证】头痛恶寒，身重疼痛，肢体倦怠，面色淡黄，胸闷，午后身热，苔白不渴，脉弦细而濡。

【出处】《温病条辨》。

23. 黄芩滑石汤

【组成及参考剂量】黄芩9克、滑石9克、茯苓皮9克、大腹皮6克、豆蔻3克、通草3克、猪苓9克。

【用法】水煎服。

【适应证】身痛，舌淡黄而滑，渴不多饮，汗出热解，继而复热。

【出处】《温病条辨》。

24. 菖蒲郁金汤

【组成及参考剂量】石菖蒲9克、炒栀子9克、鲜竹叶9克、牡丹皮9克、郁金6克、连翘6克、灯心草6克、木通4.5克、淡竹沥（冲）15克、紫金片（冲）1.5克。

【用法】水煎服。

【适应证】胸腹之热不除，灼热自汗，烦躁不寐，神昏，夜多谵语。

【出处】《温病全书》。

（六）中医"治未病"理论在病毒性呼吸道感染防控中的应用

病毒性呼吸道感染一般病程较短，为1~2周，预后良好，且多有自限性（自限性是指在受到病毒感染后，机体有自行调动免疫功能，清除入侵的病毒，恢复机体功能，从而逐渐痊愈的能力）。但也有部分病毒因为发生变异，毒力增强，可导致包括肺在内的多脏器损伤。

古之疫病具有传播快、传染性强、传变复杂、致死率高等特点，易造成社会恐慌，先秦文献中就有"遂令始难殴疫"的记载。瘟疫是具有强烈传染性和流行性的疾病，《中国疫病史鉴》记载，从西汉到清末，中国至少发生过321次大型的瘟疫，中华民族与瘟疫进行了一次又一次的角力，历史证明中医在有限的时间和地域里成功地遏制了各类瘟疫的蔓延和恶化。中医预防瘟疫，根据不同的天时、地理及个体情况，采取不同的预防方法，这是中医辨证施防的思想体现，也是因时、因地、因人而异的三因制宜原则的体现[16]。"大疫出理论，大疫出良药，历朝历代都有对疫病的总结，都有治疗疫病的好方药出现"（张伯礼），中国历代医家在抵御疫情、保护生命、减少损伤的医疗实践中，留下了丰富的经验和教训，建立起独具中医药特色、行之有效的防病、治病体系。

"未雨绸缪"是中国人的经验哲学，中医"治未病"理论根源于中国古代的哲学思想。"治未病"最早出现在《黄帝内经》中，《素问·四气调神大论》中说道："圣人不治已病治未病，不治已乱治未乱，此之谓也。夫病已成而后药之，乱已成而后治之，譬犹渴而穿井，斗而铸锥，不亦晚乎！""治未病"是指在疾病处于先兆萌芽状态或疾病初发处于轻浅阶段即实施治疗，其思想精髓为"医未病之病"，做到"预防为先""见微知著""已病防变"，其优势体现在"治其未生""治其未发""治其未盛""治其未传""治其未复"等5个方面[17]。

"治其未生"和"治其未发"就是我们常说的未病先防，是中医"治未病"思想的重要内容，也是中医学一贯强调的预防思想，指在机体尚未发病时，采取多方面措施进行干预，做好预防工作，以防止疾病的发生。疾病的发生，主要与邪正盛衰有关，正气不足是疾病发生的内在因素，邪气是发病的重要条件。因此，未病先防的主要措施是从增强人体正气和防止病邪侵害两方面入手的。

"治其未盛"和"治其未传"就是我们常说的既病防变，是指在机体疾病发生的初始阶段，疾病多呈现病位较浅、病情多轻、正气未衰、病较易治的特征，所以此时应力求做到早诊断、早治疗，以便掌握好不同疾病的发生、发展变化过程及其传变的规律，及时进行有效和彻底的治疗，防止在疾病治疗过程中由于邪正斗争的消长和疾病的进一步发展，导致病情出现由浅入深、由轻到重、由单纯到复杂的发展变化。

"治其未复"就是我们常说的愈后防复，是指疾病逐渐痊愈后，患者应注意起居、饮食等多方面的调护，防止疾病复发或留下威胁健康的后遗症。

随着人们对健康的认识加深、需求增多，中医"治未病"理论在解决亚健康问题、防控病毒性呼吸道感染领域得到了充实和发展。

1. "未病先防"理论的具体应用

"未病先防"的主要目的是调动机体的最大能量来提高对外来病原微生物的抵抗力。其主要措施包括两个方面：一是增强人体正气，提高自身免疫力，即"正气存内，邪不可干"；二是防止病邪侵害，降低外界病邪侵害的风险，即"避其邪气"。

（1）增强人体正气。能够增强人体正气的养生方法很多，如顺应自然、养性调神、体魄锻炼、调摄饮食、针灸推拿、药物调养等。

（2）防止病邪侵害。防止病邪侵害的办法一是"避其邪气"，二是进行药物预防和人工免疫。

"避其邪气"：邪气是古人观察经验的总结，现代所说的病原微生物，如病毒和细菌都属于邪气的范畴，它是导致疾病发生的重要条件，未病先防第一步就是要注意避免与邪气的接触，避免与患有呼吸道病症的人密切接触，防止邪气感染。

药物预防和人工免疫：药物预防是指事先服食某些药物以提高机体的免疫能力，从而达到预防疾病发生之目的。

人工免疫就是指疫苗接种，如婴幼儿时期接种的卡介苗、适龄女性接种的HPV（人乳头瘤病毒）疫苗等，疫苗可以使人体产生主动免疫，提高抗病能力，预防相应疾病的发生。

2. "既病防变"理论的具体应用

既病防变就是要做到早期诊治、防止传变。

（1）早期诊治。如果感到身体不适，宜尽快就医。若出现病毒感染可疑症状，如发热、咳嗽、咽痛、胸闷、呼吸困难、乏力、恶心、腹泻等，应及时到医疗机构就诊。

（2）防止传变。病情的发展是由浅入深、由轻变重的，既病防变就是强调控制病情，防止其进一步深入发展。临床事实证明，病毒性呼吸道感染的患者，经过中药治疗，轻度的更容易转愈，中度的向重症的转变明显减少，重度、危重度的可促进急救药物发挥作用、增效减毒、改善呼吸困难，恢复期的可以减轻后遗症，加速体力恢复，提升机体免疫力。

3."愈后防复"理论的具体应用

临床观察实践发现，多数重症患者在治疗后会出现体力减弱、食欲下降等不适，服用中药或使用中医适宜技术如针灸、推拿等进行康复调理，可以达到强身健体、缓解不适、防止疾病复发的效果。

二、西医治疗方案[18]

（一）基本原则

1. 密切观察病情变化

尤其是儿童、老年患者和有基础疾病患者，如慢性阻塞性肺病、糖尿病、慢性心功能不全、慢性肾功能不全、肝硬化等患者。

2. 尽早进行抗病毒治疗

重症或有重症病毒性呼吸道感染高危因素的人群，在发病48小时内进行抗病毒治疗更佳。

3. 对症治疗

（1）高热者可进行物理降温、应用解热药物，用药4~6

小时后可重复给药，妊娠及哺乳期妇女慎用。退热药如对乙酰氨基酚，6~12岁儿童每次每千克体重10~15毫克，12岁以上儿童及成人每次0.3~0.6克；布洛芬片，每次0.2~0.4克；布洛芬缓释胶囊，每次0.3~0.6克；布洛芬口服液，12岁以上儿童及成人每次20毫升，12岁以下儿童按药品说明书用药。

（2）咳嗽咳痰严重者给予镇咳祛痰药物。镇咳药如复方甲氧那明，每次2粒，每天3次；右美沙芬，成人每次15~30毫克，每天3次。化痰药如氨溴索，每次30~60毫克，每天3次；乙酰半胱氨酸，成人每次600毫克，每天1~2次，或每天200毫克（颗粒剂），每天3次；羧甲司坦，成人每次500毫克，每天3次；愈创木酚甘油醚，成人每次200毫克，每天3~4次。

（3）根据缺氧程度采用适当的方式进行氧疗。

4. 合理选用退热药物

儿童忌用阿司匹林或含阿司匹林的药物及其他水杨酸制剂，否则可能发生瑞氏综合征[19]（病死率非常高，有30%~40%的患者会因脑损伤而死亡）。

5. 严格使用抗菌药物

仅在有细菌感染指征时使用抗菌药物，避免盲目或不恰当地使用抗菌药物。

（二）抗病毒治疗

我国目前的抗病毒药物主要有以下几种。

1. 奥司他韦（胶囊/颗粒）

奥司他韦可以抑制神经氨酸酶，可以控制病毒在宿主体内的释放，抑制病毒的扩散、繁殖、传播[20]。

用法：口服。成人剂量每次75毫克，每天2次。1岁以下儿童推荐剂量：0～8月龄，每千克体重每次3毫克，每天2次；9～11月龄，每千克体重每次3.5毫克，每天2次。1岁及以上年龄儿童推荐剂量：体重不足15千克者，每次30毫克，每天2次；体重15～23千克者，每次45毫克，每天2次；体重23～40千克者，每次60毫克，每天2次；体重大于40千克者，每次75毫克，每天2次。疗程5天，重症患者疗程可适当延长。肾功能不全者要根据肾功能调整剂量。

不良反应：常见不良反应有恶心、呕吐、腹泻、腹痛、头痛、支气管炎、咳嗽等[20]。

2. 扎那米韦

扎那米韦临床可用于流感的预防与治疗，主要用于不能口服药物者，可显著缩短流感症状持续时间和住院治疗时间，但不能减少流感并发症尤其是肺炎，或降低住院率和病死率。

适用人群：适用于成人及7岁以上青少年。不推荐原有哮喘或其他慢性呼吸道疾病患者使用。

用法：吸入给药。每次10毫克，每天2次（间隔12小时），疗程5天。不推荐扎那米韦吸入粉剂用雾化器或机械通气装置给药。

不良反应：恶心、腹泻、头痛、鼻窦炎、咳嗽、支气管炎、过敏反应及耳、鼻、喉感染等。偶可引起支气管痉挛。

3. 帕拉米韦

帕拉米韦是唯一静脉给药的神经氨酸酶抑制剂，具有长效抑制流感病毒神经氨酸酶活性的作用。

适用人群：对儿童及有意识障碍等严重并发症者有良好的疗效。

用法：静脉滴注。成人用量为300～600毫克，小于30天的新生儿每千克体重6毫克，31～90天婴儿每千克体重8毫克，91天～17岁儿童及青少年每千克体重10毫克，每天1次，疗程1～5天，重症患者疗程可适当延长。

不良反应：呕吐、腹泻、肺炎、暴发性肝炎、白细胞减少、嗜中性粒细胞减少、休克、蛋白尿、中毒性表皮坏死松解症、异常行为、精神神经症状等。

4. 阿比多尔

阿比多尔是非核苷类广谱抗病毒药物，还具有增强免疫的作用，可用于成人甲型、乙型流感病毒感染引起的呼吸道疾病的治疗[21]。

用法：口服，成人200毫克，每天3次，疗程5天。

不良反应：主要为恶心、腹泻、头晕和血清转氨酶增高。

5. 奈玛特韦/利托那韦

奈玛特韦片/利托那韦片是一款组合包装的口服治疗呼吸道病毒感染的药物。奈玛特韦为蛋白酶抑制剂，可干扰病毒复制。利托那韦可以抑制奈玛特韦在体内的代谢，增加其抗病毒能力[22]。

适用人群：呼吸道病毒感染发病5天以内的轻、中型且伴有进展为重症高风险因素的成年患者。

用法：奈玛特韦300毫克与利托那韦100毫克同时服用，每12小时1次，连续服用5天。中度肾功能损伤者应将奈玛特韦减半服用，重度肝、肾功能损伤者不应使用。不建议在哺乳期使用。

不良反应：本品的不良反应较多，常见腹泻、味觉倒错，偶见消化不良、肌痛、头晕、肝转氨酶升高等。

注意事项：本品可与多种药物相互作用，需在医师指导下使用。

6. 阿兹夫定

阿兹夫定为小分子核苷类抗病毒药物，可以抑制病毒复制。阿兹夫定有保护免疫细胞和增强免疫的作用[23]。

适用人群：中型呼吸道病毒感染的成年患者。

用法：空腹整片吞服，每次5毫克，每日1次，疗程至多14天。不建议在妊娠期和哺乳期使用，中重度肝、肾功能损伤者慎用。

不良反应：本品的不良反应多为轻度，如常见的头晕、肝功能异常、皮疹、恶心、腹泻、中性粒细胞绝对值降低等，偶见血糖升高、淋巴细胞计数降低等。

注意事项：本品可与多种药物相互作用，需在医师指导下使用。

（三）重症、危重症治疗

治疗原则：积极治疗原发病，防治并发症，并进行有效的器官保护和功能支持。

（1）对于重症患者，抗病毒治疗疗程尚不明确，有条件的医院可根据检测结果适当延长抗病毒治疗时间。不推荐双倍剂量或联合应用两种神经氨酸酶抑制剂治疗。

（2）密切监护重症和危重症患者，警惕低氧血症或呼吸衰竭的发生，及时给予相应的治疗，包括常规氧疗、鼻导管高流量氧疗、无创通气或有创机械通气等。对难治性低氧血症患者，可考虑使用体外膜肺氧合（extracorporeal membrane oxygenation，ECMO）。

（3）重症患者可合并细菌或真菌感染，需密切关注病情变化，积极留取标本进行病原学检查，及时、合理应用抗细菌或抗真菌药物。

（4）合并神经系统并发症时应当给予降颅压、镇静止痉等对症处理。出现其他脏器功能损害时，给予相应支持治疗。

（庞震苗　刘琼）

参考文献

［1］孙增涛，师艺航，李小娟. 咳嗽中医诊疗专家共识意见（2021）［J］. 中医杂志，2021，62（16）：1465-1472.

［2］国家中医药管理局. 非典型肺炎中医药防治技术方案（试行）［J］. 天津中医药，2003，20（3）：106-107.

［3］仝小林，张志远. SARS的中医、中西医结合临床研究［J］. 中国医药学报，2004，19（增刊）：106-112.

［4］邓铁涛. 论中医诊治非典［J］. 中国社区医师，2003（11）：9-12.

［5］郭立中. 周仲瑛谈非典中医辨治思路［J］. 中国社区医师，2003（11）：12-14.

［6］王琦. 从中医药防治瘟疫的历史贡献来看其对"非典"防治的优势与作用［J］. 北京中医药大学学报（中医临床版），2003（2）：5-6.

［7］熊继柏. 中医对"非典"的认识［J］. 湖南中医药导报，2003（5）：3-4.

［8］任继学，宫晓燕. 中医对非典治与防［J］. 天津中医药，2003（3）：9-11.

［9］周莹，韩培. 中医中药直面"非典"挑战：访著名中医专家路志正［J］. 中药研究与信息，2003（6）：8-9.

［10］何任，张承烈，范永升，等. 发挥中医药优势防治

"非典" [J]. 浙江中医学院学报, 2003 (3): 1-5.

[11] 卓小红. 耄耋之年抗非典: 访我国著名老中医、温病学家、广州中医药大学终身教授刘仕昌 [J]. 前进论坛, 2003 (7): 23-24.

[12] 彭胜权. 中医对非典的认识及论治 [J]. 中国社区医师, 2003 (11): 14-16.

[13] 朱敏. 广州中医药大学一附院急诊科收治非典37例临床总结 [J]. 中国社区医师, 2003 (11): 19-20.

[14] 国家中医药管理局. 卫生部非典型肺炎领导小组办公室印发《非典型肺炎中医药防治技术方案（试行）——预防部分》修订方案 [J]. 湖南中医药导报, 2003, 9 (5): 2.

[15] 邓铁涛. 论中医诊治传染病 [J]. 河南中医, 2006, 26 (1): 1-13.

[16] 王文远. 古代中国防疫思想与方法及其现代应用研究 [D]. 南京: 南京中医药大学, 2011.

[17] 李代翠. 中医治未病理论在传染病防控中的应用 [J]. 中国实用医药, 2015, 10 (20): 264-265.

[18] 国家卫生健康委办公厅, 国家中医药管理局办公室. 流行性感冒诊疗方案（2020年版）[J]. 中国病毒病杂志, 2021, 11 (1): 1-5.

[19] 裴影萍. 儿童慎用阿司匹林 [J]. 江苏卫生保健, 2019 (5): 31.

［20］孙成栋，王燕，张雪梅，等．甲型和乙型流感患者血细胞特点及磷酸奥司他韦治疗效果分析［J］．临床和实验医学杂志，2020，19（9）：969-972.

［21］高丽丽. 3种常用抗流感病毒药物，如何使用？［J］．中国社区医师，2020，36（9）：185.

［22］王钊，刘鹤松，王秀云．奈玛特韦片/利托那韦片药物相互作用与用药指导［J］．临床药物治疗杂志，2023，21（1）：21-26.

［23］李瑞，郭修平，韩燕星，等．"标本兼治"的生物学原理[J/OL].药学学报：1-19[2023-02-28].DOI:10.16438/j.0513-4870.2022-1084.

第三章

病毒性呼吸道感染家庭防护方案

病毒性呼吸道感染的传播方式主要是呼吸道飞沫传播及接触性传播，切断病毒传播的有效方式是戴口罩、勤洗手、不共用餐具、开窗通风、与人保持1米以上的社交距离。《黄帝内经》云"饮食有节，起居有常，不妄作劳""恬淡虚无，真气从之，精神内守"，从而可以"正气存内，邪不可干"，也就是说——饮食、作息有规律，心态平和，可以增强免疫力，抵抗疾病侵扰[1]。本章将从家庭防护方案、起居、情志、饮食等几个方面进行阐述。

一、家庭防护、消毒

（一）口罩知识

个人预防病毒感染主要通过做好个人防护的方法，以减少接触病毒、减少暴露于病毒环境中的机会，从而降低感染率。

吸入存在病毒的空气微颗粒或气溶胶、接触无症状感染者或接触被感染的物体表面等可增加感染风险。一个感染者打一次喷嚏，会形成4万多个小液滴，这些带着大量病毒和细菌的小液滴可高速喷射3~8米，在密闭空间（汽车、地铁、商场内等）气溶胶可悬浮飘移数小时到数天时间[2]。出门戴口罩、勤洗手、不接触患者、保持社交距离等，是个人最简单而有效切断病毒传播途径的办法；此外，保持心情愉悦，起居规律，饮食有度，动静结合是保证身体功能和免疫力的有效方式，借助中医药调理脏腑功能也可以提高身体功能和免疫力。

1. 认识防护口罩

要选择合适的口罩，就需先了解口罩的类别及其生产技术标准，并根据不同区域风险等级进行合理选择。在选择使用医用口罩时，应主要考虑口罩的防护效能以及佩戴舒适度。口罩按过滤效率的测试介质分为KN类和KP类，前者适合过滤非油性颗粒物，后者适合过滤油性颗粒物和非油性颗粒物。每种口罩前面的字母代表不同国家的生产标准，其中KN系列是中国标准，N系列是美国标准，FFP系列是欧洲标准，KF系列是韩国标准。后面的数字则指防护能力，数值越大防护等级越高[3]。

各个国家对医用口罩材料的要求略有不同，表3-1提供了中国医用口罩材料的主要指标要求。目前，缺少适用于特殊人群，如妊娠期妇女、心肺功能不全者、儿童及青少年等的口罩产品，也没有这类口罩的国家或行业标准，对其安全性和有效性的研究也较少。

表3-1　中国医用口罩标准[4]

种类	一次性医用口罩	医用外科口罩	医用防护口罩
标准名称	YY/T 0969-2013	YY/T 0469-2011	GB/T 19083-2010
细菌过滤效率（BFE）/%	≥95.0	≥95.0	—

（续表）

种类	一次性医用口罩	医用外科口罩	医用防护口罩
颗粒过滤效率（BFE）/%	—	≥30.0	≥95.0（1级），≥99.0（2级），≥99.97（3级）
合成血液穿透/毫米汞柱	—	120	80
压力差（ΔP）/（帕/厘米^2）	≤49	≤49	≤343.2

2. 选择合适的口罩

为了预防病毒性呼吸道感染，建议选择合适的口罩类型，不过度防护。按工作性质和风险等级，口罩类型及适用人群如表3-2所示。

表3-2　口罩类型及适用人群

人群及场景		可不戴或普通口罩	一次性医用口罩	医用外科口罩	颗粒物防护口罩	医用防护口罩	防护面具（加P100滤棉）
高风险	疫区发热门诊				√	○	√
	隔离病房医护人员					○	√
	插管、切开等高危医务工作者					○	○

（续表）

人群及场景		可不戴或普通口罩	一次性医用口罩	医用外科口罩	颗粒物防护口罩	医用防护口罩	防护面具（加P100滤棉）
高风险	隔离区服务人员（清洁、尸体处置等）				○	√	
	确诊、疑似病例现场流行病学调查人员				√	○	
较高风险	急诊工作医护人员				○		
	对密切接触人员开展流行病学调查人员				○		
	对疫情相关样本进行检测人员				○		
中等风险	普通门诊、病房工作医护人员等		√	○			
	人员密集区的工作人员		√	○			

（续表）

人群及场景		可不戴或普通口罩	一次性医用口罩	医用外科口罩	颗粒物防护口罩	医用防护口罩	防护面具（加P100滤棉）
中等风险	从事与疫情相关的行政管理、警察、保安、快递等人员		√	○			
	居家隔离者及与其共同生活人员		√	○			
较低风险	在人员密集场所滞留的公众		○				
	人员相对聚集的室内工作环境		○				
	前往医疗机构就诊的公众		○				
	集中学习和活动的托幼机构儿童、在校学生等		○				

（续表）

人群及场景		可不戴或普通口罩	一次性医用口罩	医用外科口罩	颗粒物防护口罩	医用防护口罩	防护面具（加P100滤棉）
低风险	居家活动、散居居民	○					
	户外活动者	○					
	通风良好场所的工作者、儿童和学生等	○					

注：○，推荐使用；√，选择使用。

　　国家卫生健康委编写的口罩佩戴使用原则中把口罩分为四类：一类是一次性使用的医用口罩，这种口罩推荐在非人员密集的公共场所使用，比如人员较少的公共交通工具上或者大街上；第二种是医用外科口罩，其比一次性医用口罩防护效果要好一些，主要是推荐给发热患者，还推荐公共交通工具的司乘人员、出租车司机、环卫工人等公共场所服务人员在岗期间佩戴；第三种是N95、KN95及以上的颗粒物防护口罩，其防护效果比前面提到的两种更好一些，主要是推荐给公共卫生工作人员进行现场调查采样和做实验室检测时佩戴，公众在人员高度密集的场所或者是密闭的公共场所也可以佩戴；最后一种是医用防护口罩，它是最高等级的专业用口罩，推荐给发热门诊、隔离病房的医护人员及转移中的确诊患者佩戴。

3. 口罩使用过程中有"4个要点"[5]

（1）必须避免接触口罩外面（污染面）。戴前、摘前、摘后、接触外面（污染面）后都要洗手。

（2）必须一次性使用，避免重复佩戴已使用过的口罩。

（3）口罩下方视野应不低于60度，避免因口罩拱形设计过高影响佩戴者的视线。

（4）一般情况下，口罩可佩戴4小时。但如果诊疗操作时产生的喷溅液体量较大，导致口罩表面有污染或表面潮湿时，应立即更换。

中国疾控中心建议儿童选用符合国家标准的KN95口罩。儿童使用口罩需注意以下事项：①家长需帮助儿童掌握正确的使用方法。②有些儿童在感觉不适时可能无法自主停止使用，需家长协助。③不建议儿童佩戴具有密合性要求的成人口罩，因儿童的脸型较小，与口罩不匹配，无法充分密合，可造成边缘泄漏。

4. 口罩的消毒

口罩在出厂之前一般是使用环氧乙烷（EO）来灭菌的，EO属高效广谱灭菌剂，其液体和气体状态均有较强的杀灭微生物的作用，可杀灭芽孢、结核杆菌、细菌、病毒、真菌等。

口罩阻隔病毒传染的基本原理：口罩的滤料纤维通过沉降、拦截、惯性撞击等作用对空气中的飞沫和病毒等微小颗粒进行过滤，佩戴口罩可以有效减少空气飞沫进入呼吸道，从而阻断病毒性呼吸道感染的发生。

医用口罩不耐高温、不耐湿，不能使用消毒剂或者热水浸泡。否则会破坏过滤层，使口罩失去防护作用。单次干热法消毒可以有效灭活病毒，日常使用的餐具可以采用这个方法消毒，但不建议用该方法消毒口罩。病毒对紫外线敏感，但专家认为不能使用紫外灯、紫外消毒柜等对口罩进行消毒。口罩的重要构成成分——熔喷布，即聚丙烯熔喷材料，是一种热塑性高分子材料，其耐老化性差，对紫外线敏感，在受到紫外线照射后，其结构会发生破坏，即产生氧化降解，导致过滤性能大幅下降。曾有课题组做过实验，如果对N95级别的口罩进行水蒸、水洗、紫外灯消毒，它的过滤效率将由95%快速降低到60%以下，和普通的纱布口罩、棉布口罩差不多[6]。

（二）洗手法

手卫生是除口罩外最重要的防控环节。病毒的感染，往往是因为我们的手部沾染了病毒，然后再用手去揉眼睛、擤鼻涕、捏鼻子、揩嘴巴所造成的。接触不明确的危险物体后，及时洗手非常重要。那么应该如何正确、全面地洗手呢？标准七步洗手法是对外科手术医生的要求，其对平常人和经常接触有毒药品的科研工作者也很适用。

1. 七步洗手法具体操作

第一步：掌心相对，手指并拢相互揉搓，见图3-1。

第二步：手心对手背沿指缝相互揉搓，交换进行，见图

3-2。

第三步：掌心相对，手指交叉沿指缝相互揉搓，见图3-3。

第四步：弯曲手指关节，在另一手掌心旋转揉搓，交换进行，见图3-4。

第五步：一手握另一手大拇指旋转揉搓，交换进行，见图3-5。

第六步：一手五指并拢，放于另一手掌心旋转揉搓，交换进行，见图3-6。

第七步：握住手腕回旋揉搓，交换进行，见图3-7。

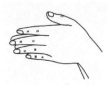 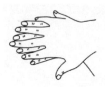 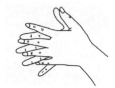

图3-1 掌心对掌　　图3-2 掌心对手　　图3-3 手指交叉，
心揉搓　　　　　　背揉搓　　　　　　掌心相对

   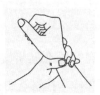

图3-4 双手　　图3-5 大拇　　图3-6 指尖　　图3-7 揉搓
互握揉搓指背　指在掌中转动　在掌心揉搓　手腕至手肘

2．需要洗手的情况

（1）用手捂住口鼻打喷嚏、咳嗽或擤鼻涕之后。

（2）准备食物之前和之后。

（3）吃饭之前，上厕所之后。

（4）手脏时，外出回来时。

（5）接触宠物或者家禽之后。

（6）接触他人之后。

（7）接触公共设施之后。

（8）处理伤口或照顾患者时。

（9）处理垃圾之后。

（三）家庭消毒方法

保持居家环境干净、常通风有利于防控病毒的滋长。居住环境舒适干净有益于身心健康，每天开窗通风1~2次可保持家庭空气清新干净。如居住区患者多、游人多，可考虑每1~2周进行家庭消毒1次。常用的家庭消毒方式如下。

1．使用84消毒液

1984年，北京地坛医院（前身为北京第一传染病医院）成功研制出一款能迅速杀灭各类肝炎病毒的消毒液，经北京市卫生局组织专家鉴定，该研究成果被授予应用成果二等奖，并定名为"84肝炎洗消液"，后更名为"84消毒液"。其主要消毒成分是次氯酸钠（NaClO），也就是专家所说的"含氯消毒剂"中的一种。84消毒液为无色或淡黄色液体，有刺激性气味。

　　84消毒液是一种广泛应用于杀灭细菌和病毒、预防疾病并抑制疾病传播的产品。其消毒效果理想、价格低廉、使用方便，具有广谱、高效的杀菌特点。84消毒液是次氯酸钠和氯化钠的混合溶液，消毒时起作用的是次氯酸钠，次氯酸钠具有强氧化性，可以杀灭细菌和病毒。氯化钠是生产时的副产物，不起消毒作用。84消毒液可以发生化学反应产生氯气，这就是在使用中会闻到氯气味道的原因。在正常情况下84消毒液产生的氯气量不大，在通风敞开环境下是安全的，但是在密闭空间则可能由于氯气聚集而产生中毒危险。在使用84消毒液的时候，要按照使用要求进行稀释，远离儿童，远离热源，避光保存，不能与其他消毒液或清洁液混用（如洁厕灵）[7]。

　　使用84消毒液的"三步骤"：

　　（1）预清洗。84消毒液中的有效成分——次氯酸钠容易受有机物（如血液、体液等）的影响，导致杀菌能力降低，影响消毒效果，因此，相关物品在用84消毒液消毒前，最好先预清洗一遍。

　　（2）用时佩戴口罩与手套。84消毒液对皮肤和口腔黏膜具有腐蚀性和刺激性，因此使用者需佩戴好口罩与手套。

　　（3）彻底冲洗。消毒后物品上残留的84消毒液有一定的健康危害，所以使用84消毒液对餐具、茶具、厨房案板、儿童塑料玩具等用品进行消毒之后，一定要反复多次用清水彻底冲洗，以防残留。

2．使用75%酒精（乙醇）

75%酒精可直接用于手的消毒及手机、钥匙等常用物品的表面消毒。但居家消毒时一定要注意安全，以防酒精引起火灾。注意：不能用75%酒精消毒口罩，口罩主要靠静电吸附病毒，用酒精喷口罩会破坏口罩的防护功能。

3．使用其他日常家居类消毒剂

对于市面上其他日常家居类消毒剂，可按产品标签标识进行配制使用。

（四）如何进行家居消毒

1．家居用品表面的清洁

门把手、电话机、手机、电视遥控器、桌面、地面等需要经常接触的物品表面，应每天进行清洁，必要时（如有身体状况不明的客人来访时）可用医用酒精或含氯消毒剂等擦拭消毒（按产品说明书使用），也可直接使用消毒湿巾。

2．鼻分泌物的处理

家人咳嗽、打喷嚏时要用纸巾掩住口鼻，用过的纸巾等垃圾要放入垃圾袋，并及时处理，避免其他家庭成员接触。

3．外出时穿着衣物的处理

外出时穿着的衣物需要经常换洗，必要时可以煮沸消毒，也可以使用含氯消毒剂等浸泡消毒（按产品说明书使用）。

4. 其他常用物品的处理

钥匙、眼镜、银行卡等手经常接触的物品可用家用便携式LED紫外线消毒器进行消毒。如袋式LED紫外线灯的波长是260~280纳米，可以杀灭细菌、病毒及真菌。

5. 快递的消毒

病毒性呼吸道感染流行期间，应尽量减少使用快递。需要取快递时，尽量到固定收发地点取，避免选择快递上门服务。如必须上门服务，要保持距离，减少与快递员的面对面交流。接包裹后应及时用香皂或洗手液流水洗手20秒。可在家里设个相对"污染区"（如家门口的走廊或阳台），外来的食物、邮件、日用品先放到污染区，然后戴一次性手套，用75%酒精喷洒消毒后（食物除外）再拿到屋里。食品如有包装，拆除包装后立即放进冰箱，不要触碰到其他台面。需提醒小朋友不要去污染区。

二、起居指导

（一）居家通用篇

1. 起居有常

（1）注意作息规律，提高自身免疫力。顺应自然是中医学"天人相应"整体观思想的体现，是指人们在掌握自然规律的基础上，主动采取各种措施，使人体生理活动与自然变化节律相应。比如日出而作、日落而息，就是最好的顺应自然；相反，熬夜、睡懒觉，就是昼夜颠倒，违背自然规律，就会降低身体免疫力。又比如顺应四时调节阴阳，春夏养阳，秋冬养阴，跟随自然界的气候变化增减衣物、调配日常饮食也属于顺应自然。对于没有特效治疗方法的疾病，提升免疫力是最重要的预防方法。在疾病前期，也就是急性期，正气与邪气交争，欲祛邪外出，身体消耗较大，因此需要充足的休息；另一方面，在疾病后期，正虚邪恋，需要扶正祛邪，恢复机体功能，因此要避免过度的消耗，不可熬夜、劳心伤神，要做到作息规律，保证充分休息。

（2）注意个人卫生。患者咳嗽或打喷嚏时，如没戴口罩，可用纸巾或前臂捂住口鼻，并立即处理纸巾，用肥皂洗手20秒，不要触摸口、鼻、眼；如皮肤黏膜有破损，应立即使用创可贴包扎。家庭成员之间不应共用毛巾。患者的衣物、床单、毛巾等个人用品，可用洗衣机温水（60～90摄氏度）加洗涤剂清洗消毒；或用大桶把物品浸泡在热肥皂水中30分钟，用棍子搅拌；另外，也可用0.05%的含氯漂白剂浸泡约30分钟之后用清水冲洗，然后烘干或阳光下晒干[8]。不要直接接触患者的分泌物，特别是痰液和粪便。使用一次性手套处理居家观察者的排泄物和其他废物，脱手套前后，应采取保证手卫生的措施。要勤洗手，除饭前便后洗手外，每次用电脑、手机、电视遥控器等后，也要认真洗手20秒。

（3）注意健康饮食。根据各地的气候，适量储备耐储存的瓜果和根茎类果蔬、速冻食品。做好生熟分开，加工和盛放生肉、水产品、蔬菜的砧板、刀具、盆、盘、碗等器具要与处理熟食的器具分开，用完后要及时清洗消毒。不要囤积过多的食品，尤其是易腐烂的新鲜果蔬。做家务尤其是清理垃圾时要戴手套，手套最好每次用完后丢弃，反复使用时要用酒精消毒。家里可设相对"污染区"，并使用有盖垃圾桶。患者的盘、碗、筷、勺等餐具不与家人共用，且用过后要马上用热水或洗涤液消毒。

环境要每天严格消毒。家中所有桌面、台面、地板、钥匙、手机、遥控器、门把手等地方要及时消毒，每天至少1次。可用稀释消毒液、普通家用消毒剂。对于不耐消毒液的表面，可以使用70%～75%酒精喷洒。如患者与家人共享浴室卫生间，应及时消毒卫生间的台面、便池、浴盆等。要注意粪便对环境的污染，观察是否有管道渗漏的问题，如有则及时维修。

主动做好个人及家庭成员的日常健康监测，每天测量体温。若出现发热、干咳、乏力等症状，特别是伴有呼吸困难等可疑症状，应及时就近就医。

2. 适当运动

充分的休息固然重要，但并不意味着要"卧床不起"，适当的运动锻炼也是康复期的重要内容。运动要注重动静合宜，主要体现在三个方面：一是量要适度，要因人而异，做到"形劳而不倦"；二是强度要循序渐进，逐渐加大；三是要持之以恒。适当运动可促进气机运转，利于扶助正气、增强体质，但不可剧烈运动。很多人觉得感冒后运动一下出出汗好得快，其实不然，因为有时病毒性呼吸道感染会侵害心肌，所以在尚未痊愈之时，剧烈运动会加重心肺负担。

（1）慢跑：慢跑是有氧运动，可增强心肺功能。建议每周坚持3次，每次30分钟。注意不要在人流密集的地方运动。

（2）健身气功：八段锦、太极拳、五禽戏等健身气功可通过招式配合调节呼吸，起到强身健体的作用。

3．适寒暑防感染

《黄帝内经》云："顺四时而适寒暑，和喜怒而安居处，节阴阳而调刚柔。""适寒暑"是指要顺应气温而做相应的起居调整。对于康复期患者，正气未复，免疫力相对低下，如再次受寒感冒，势必增加不必要的麻烦，"适寒暑"的生活方式可避免疾病乘虚而入，因此要适当穿衣盖被避免受凉，而不要淋雨、中暑，在夏、冬季节，要避免剧烈的冷热交替情况，比如从很热的环境进入温度很低的环境。空气干燥季节，应多饮水，或使用空气加湿器，以保持呼吸道湿润。

4．室内多通风

在密闭环境中，细菌、病毒等微生物更易滋生，容易导致呼吸道疾病。在夏天注意不要长时间紧闭门窗吹空调，应适当开窗通风，每天2～3次。在冬天，为避免通风时冷空气侵袭机体导致病情复发，每次开窗时间以15～20分钟为宜，且在通风期间要避免直吹冷风。

病毒性呼吸道感染者应被安置在通风良好的单间里，房间配有卫生间和浴室。如果必须和别人住同一房子，需要尽量减少共享空间。应避免在未加防护的情况下接触野生动物或养殖动物。宠物不能进入患者房间，以避免成为病毒载体。

5. 避免聚集

康复期患者免疫力相对较弱，老年患者及幼年患者更甚，因此康复期患者应避免聚集，特别是在病毒性呼吸道感染流行期间，以减少与致病因素密切接触的机会。在病毒性呼吸道感染流行的季节，如逢节日，要改变过节的形式，使用电子贺卡、云祝福等表达节日祝福，减少聚会、聚餐等群体性活动。但避免聚集不等于久居室内，康复期患者应适当到室外走动，晒晒太阳，以利于康复。

6. 避免接触刺激性粉尘、香烟等

康复期患者的呼吸道黏膜仍处于较敏感状态，故应坚持佩戴口罩，避免接触花粉、冷空气，因其容易引起呼吸道不适，新刷的油漆、香水、消毒杀菌剂的气味也应当尽量避免接触。吸烟产生的烟雾会造成呼吸道黏膜的损伤，因此应当戒烟，并尽量避免吸入二手烟。

（二）外出通用篇

（1）出门时，要做好个人防护工作。

（2）正确佩戴口罩可以有效降低感染风险。

（3）在公共场合不要乱摸乱碰，尽量少接触门把手、走廊扶手，事先准备纸巾等一次性物品用于按电梯按钮等。

（4）外出回家以后要第一时间洗手，洗手使用流水、肥皂或含有酒精的洗手液都可以，在室外穿过的衣物尽量与干净的衣物分开放置。

（三）旅途通用篇

（1）留意周围人员健康状况，尽可能避免与任何表现出有呼吸道疾病症状（如咳嗽、发热和打喷嚏）者近距离接触。

（2）日常监测体温，如有发热、咳嗽、咽痛、胸闷、呼吸困难、乏力、恶心、呕吐、腹泻、结膜炎、肌肉酸痛等可疑病毒性呼吸道感染症状，应及时到当地医疗机构就诊。去医疗机构就诊时，尽量佩戴医用外科口罩，尽量避免乘坐公共交通工具，主动告诉医生相关疾病流行地区的旅行居住史，配合医生开展相关调查。

（3）咳嗽或打喷嚏时要用纸巾或手肘捂住自己的口鼻。

（4）应及时对确诊患者住所进行消毒。

（5）旅途中配合防控人员工作，妥善保存旅行票据信息，以配合可能的相关密切接触者调查。

三、情志调节

心理状况同样会影响生理情况，《黄帝内经》言"恬淡虚无，真气从之，精神内守，病安从来""喜伤心，怒伤肝，思伤脾，悲伤肺，恐伤肾"，可见情志的改变是可以直接对身体的健康产生影响的。

养性调神是中医学"形神一体"整体观思想的体现。中医强调人是社会人，有喜、怒、忧、思、悲、恐、惊七情，但七情太过也会致病，如过喜伤心、过怒伤肝、过思伤脾、过悲伤肺、过恐伤肾，可导致机体气机和脏腑功能发生紊乱，也会通过影响人体的正气使人体的自我调节功能出现障碍，从而更易因感受病邪而诱发疾病或使疾病加重。养性调神就是通过调摄情志使精神内守，包括避免来自内外环境的不良刺激和提高自身心理调整能力两个方面。

因为病情伤精扰神，让很多人出现了焦虑、恐慌和自我怀疑等不良情绪，同时还有胸闷、心慌和食欲不振等生理应激反应。此时，应尽量从正规渠道收集病情信息，正确认识病情的发展，一旦出现某些信息让自己不舒服的情况，应停止阅读或者观看，避免情绪激动、过喜过悲，避免劳心伤神，力求做到情绪稳定、心情舒畅，这样才有利于病情的康复。

（一）行为反应

突发公共卫生事件中的社会心理及由其引发的行为反应通常包括以下几种类型。

1. 焦虑、恐惧的表现

对突发公共卫生事件产生紧张不安的情绪，有回避行为，出现明显的焦虑，严重者还可能出现无明确对象的广泛性紧张不安、焦虑、烦躁，经常提心吊胆，有不安感，呈高度警觉状态。

2. 多疑的表现

对自身健康状况或身体某一部分器官功能过分关注，身体状况稍有波动便怀疑自己患病，内心充斥着怀疑和不安。

3. 抑郁表现

持续情绪低落，无意与周围的人进行沟通，独自在家或宿舍，主动与外界隔绝；或虽已恢复工作，但提不起兴趣，不能集中注意力等。

4. 躯体化反应

胸闷，头痛或肌肉痛，出现各种睡眠障碍等。

5. 强迫表现

反复洗手、擦拭物品，频繁地进行消毒，总担心从外界带回病毒，与人或物品接触后，总担心会感染病毒，从而引起反复清洗和消毒等洁癖行为[9]。

（二）心理阶段

呼吸道病毒的感染流行，是世界各国都面临的考验，公众心理及行为不仅仅停留在个体阶段，还可能上升为社会心理问题，从而产生社会心理学中的"社会焦虑"问题。根据心理学理论，在经历非正常的重大事件后，个体心理应激大概会经历4个阶段[10]：

（1）警觉期：主要表现为震惊、恐慌。

（2）消极防御期：个体会本能地启动自我保护机制，如否认、退缩和回避，或者高度警觉，或者漠视危险存在，或者控制悲伤的表达。

（3）现实适应期：表现为能够采取积极的态度面对并接受现实，会寻求各种资源努力设法解决当前的问题，焦虑情绪逐渐减轻，自信心增加，社会功能恢复。

（4）恢复成长期：表现为在心理和行为上变得较为成熟，开始通过一定的途径获得积极的应对技巧。

（三）自我调节方法

面对不良情绪，自我调节的方法很多，常用的方法包括以下几种[11]：

1. 理智调节法

也叫意识调节法，其关键是要冷静地审察情势、检讨反省，充分意识到自己行为的后果，"三思而后行"，努力寻找其他更为适当的解决办法。

2. 言语调节法

心理学认为，当个人静坐时，默默地说"勃然大怒""暴跳如雷""气死我了"等语句时心跳会加速，呼吸也会加快，仿佛真的发起怒来。暗示性言语既能唤起愉快的体验，也能唤起不愉快的体验，因此，生活中可以充分利用语言的作用，多讲积极、充满正能量的言语，以缓解不良情绪，保持心理平衡。

3. 注意转移调节法

指把注意力从引起不良情绪反应的刺激情境转移到其他事物上或转而从事其他活动的自我调节方法。心理学原理告诉我们：人在发生强烈的情绪反应时，会在大脑皮层形成一个较强的兴奋灶，此时如果另外建立一个或几个新的兴奋灶，通过大脑皮层高级神经活动的负诱导，便可抑制、抵消或冲淡大脑皮层原来的兴奋灶或优势兴奋中心，从而缓解原有情绪体验的强度。看电影、下棋、打球、散步、外出旅游等正当而有意义的活动，都可使紧张情绪松弛下来。可以采取自己喜欢的放松方式调节心情，如与家人、朋友打电话聊天，或静坐、冥想、听舒缓的音乐、阅读、绘画、练习书法等，以转移注意力，缓解焦虑、忧郁情绪。

4. 发泄调节法

遇有不良情绪时，最简单的办法就是"发泄"。此处所谓发泄调节法，是指人在不能用攻击性的行动消除不良情绪时，改用语言等宣泄方式以求得内心痛快的方法。通过发泄来调节不良情绪时，必须要采取正确的方式、选择适当的场合和对象，增强自制力，以免引起意想不到的不良后果，比如找个没人的地方大喊、唱卡拉OK等。

5. 自我安慰调节法

当一个人遇到挫折时，为了避免精神上的痛苦或不安，可以找出一种合乎内心需要的理由来说服自己接受现实。这种"自欺欺人"的方法，偶尔用一下作为缓解情绪的权宜之计，对于帮助人们在大的挫折面前接受现实，保护自己避免精神崩溃是不无益处的。这种"精神胜利法"往往有助于心理平衡。

6. 幽默调节法

高尚的幽默是精神的消毒剂，是有利于个人适应环境的工具。当一个人发现一种不调和的或对自己不利的现象的时候，为了不使自己陷入激动状态和被动局面，最好的方法是以超然洒脱的态度去应对。因为幽默不仅富有思想性和艺术性，而且"它是一种高尚的情趣，一种对事物矛盾性的机敏反应，一种把普遍现象喜剧化的处理方式"，比如"天塌下来，还有高个的顶着，不用担心！"等。

7. 交往调节法

某些不良情绪常常是由人际关系矛盾和人际交往障碍引起的。在交往中，一方面个人可以向朋友倾吐苦衷，发泄郁闷，消除紧张心理状态；另一方面，通过思想的交流、情感的沟通，个人可以获得朋友的疏导、安慰和鼓励，从而开阔自己的思路，增强自己战胜不良情绪的信心和勇气，从而更理智地去对待不良情绪。在交往中若有机会结识新朋友，还可以适当地转移自己的注意力，从而摆脱不良情绪的干扰。

8. 忘我工作调节法

热爱工作，全身心地投入，可以使人忘却烦恼，给人带来欢乐，将不良情绪激起的能量引导到对人对己对社会都有利的活动中去。

以上简单地介绍了8种有效的情绪调节法，调节不良情绪的根本还在于培养积极健康的生活方式。

四、饮食

（一）饮水小知识

口、眼、鼻等部位内壁覆盖着黏膜，并有黏液保持其表面湿润，是人体免疫系统的第一道防线。因此，喝水有助于促进机体自身口、眼、鼻等部位黏液的分泌，从而提高自身免疫力，相反，口干、鼻子干、眼睛干涩等缺乏黏液的情况，更容易引起病毒黏附感染。

专家建议病毒性呼吸道感染时要多喝水，一般情况下，人每天的生理需水量为2500～3000毫升，饮水量可根据个人体重、体温等调整：当体温大于37℃时，每升高1℃，则每千克体重需多补3～5毫升饮用水，有特殊病情的患者饮水量应当在医生指导下调整[12]。可遵循《中国居民饮食指南》建议，每天饮水7～8杯（1500～1700毫升），尽量喝新鲜烧开的水，使身体保持良好的新陈代谢状态。

水在人体中发挥着多种重要生理功能，是机体各组织和器官的主要成分，它参与机体的新陈代谢，可促进营养物质在体内的消化、吸收、循环和排泄，参与体液正常渗透压及电解质平衡的维持，具有调节体温的作用，对关节、器官和组织等有一定的润滑、缓冲和保护作用。喝水可以促进新陈代谢，把体内的毒素、垃圾通过小便、汗液排泄出去；可以降低血液黏滞度，改善血液黏稠；可以利尿，冲刷尿道，减轻泌尿系统炎症，缓解肾盂肾炎和肾结石的症状；还有利于缓解便秘，促进消化和吸收功能。

感到口渴时才喝水，其实已经是"被动饮水"，长此以往，人体就会一直处于一种"潜在"的缺水状态，因此我们要保持按时饮水的良好习惯。

（二）药膳食疗

正所谓"民以食为天"，食物是人类摄取营养、维持生命活动的必需品，"医食同源""以食当药""以药当食"是中国千百年来的传统，也就是所谓的食疗。中医食疗是在中医药理论指导下，研究各种食物的性味、功效、主治及配伍规律，以药膳为工具，通过辨证施膳，对人进行养生保健、防病治病、促进康复的一门学科。

中医将食物的味道归纳为酸、苦、甘、辛、咸五种，统称"五味"，五味调和，有利于健康，有助于机体的消化吸收，从而滋养脏腑、筋骨、气血，有利于健康长寿。从现代科学研究来看，谷类食品含有糖类和一定量的蛋白质，肉类食品中主要含有蛋白质和脂肪，蔬菜、水果中含有丰富的维生素和矿物质。饮食是人体后天精微的主要来源，饮食及其习惯可以影响一个人的后天体质和免疫力，合理的饮食和良好的饮食习惯可以提高人体的健康水平，预防多种疾病的发生，还能帮助人体恢复健康。

调摄饮食包括注意饮食宜忌和药膳保健两个方面。注意饮食宜忌即生活中要饮食有节，不可暴饮暴食或者极端不食；饮食要卫生，注意生熟分开；饮食不宜偏嗜，注意物极必反。药膳保健即在中医学理论的指导下，将食物与中药，以及食物的辅料、调料等相配合，加工调制成药膳用于保健。药膳融治疗于饮食之中，口味甘饴，是中医"治未病"的特色方法。

病毒性呼吸道感染多发生于冬末初春，初春季节万物生发，阳气始旺，膳食应以护肝养脾、扶助正气和益卫固表为原则。辨体施养、合理膳食、调理体质是有效预防之策，比如可以多进食青色的新鲜蔬菜，多食金针菜、佛手、橙子、刀豆等具有疏肝行气作用的食物以增强机体抵抗力[13]。

在疾病的后期康复阶段，饮食的调整十分重要。饮食调整的目的在于为机体提供足够且合适的营养，支持患者的后期恢复，并增强患者的抵抗力。对于重症恢复期患者而言，合理饮食的目的在于补充前期患病过度消耗的营养和能量，帮助机体更快地恢复机能。饮食宜清淡、易消化、多样化、食材新鲜、少食多餐，这样一方面可以为身体提供足够的营养，另一方面，不会对消化功能造成负担。需要注意的是，清淡饮食不意味着只能吃白粥青菜。很多人误以为一切肉类食品都属于非清淡饮食的范畴，其实不然，在康复期，身体需要能量来清除病毒、恢复机能，除了必需的碳水化合物、维生素等营养物质，优质蛋白质、脂肪也是必不可少的。优质蛋白质来源于瘦肉、奶类、蛋类、鱼类，是人体不可缺少的营养物质，可以提供足够的能量，这些食物只要不采用煎炸、烧烤等烹饪方式，也同样属于清淡饮食的范畴。营养丰富也不是说只能吃大鱼大肉，营养丰富是指营养素种类多，营养丰富的饮食中应包括米、面、牛奶、豆浆、干果、水果等多种食物[14]。其中富含维生素A、维生素B_2、维生素C、维生素E的食品可促进黏膜上皮生长。在康复期，要注意忌过甜的甜食及生冷、油腻、辛辣类食物，以免刺激消化道和呼吸道，影响患者康复，造成病情反复。

康复期间要保证大便通畅，中医理论认为"肺与大肠相表里"，也就是说大便的通畅对肺系疾病的预后有影响，因此可通过饮食调整来保证每天大便通畅，对于便秘、大便干结的患者，可以在饮食中适量添加芹菜、西红柿、香蕉、火龙果等蔬果，以及松子、核桃等坚果；对于大便溏稀的患者，可以将芡实、莲子、山药、扁豆等食物加入日常饮食中。

康复期患者，部分仍遗留咳嗽咳痰的症状，或伴有食欲不振、消化不良，建议在日常饮食中加入陈皮这味药食同源的药材来进行膳食调理。陈皮性温，归肺、脾经，用沸水冲泡代茶饮，可燥湿化痰、理气健脾。在日常菜肴中，如粥、汤、糖水、菜食中加入5~6克陈皮作为佐料，不仅有利于缓解咳嗽咳痰的症状，还可利于消化，缓解嗳气呕逆。

对于既往有基础疾病的患者而言，还要注意配合他病的食疗原则来调整饮食，如糖尿病患者应适当减少主食和糖分的摄入，痛风患者应避免食用海鲜、老火汤、动物内脏、豆类、菇类、啤酒等。药膳食疗只是饮食的一部分，并不能替代药物治疗。对于所谓的偏方、秘方需要加以辨别，不可全听全信。均衡营养、清淡饮食是患者在康复中最需要的。

中医食疗是针对个体进行辨体施膳、辨证施膳，以下介绍一些常用的食疗方。

1. 体质食疗[15]

可以按照体质类型，以养护正气、固本纠偏的思路进行食疗调养。

（1）平和体质。

【体质表现】平时身体状况较好，无基础疾病，无明显不适表现，无明显寒热偏颇。

【饮食宜忌】根据四时变化调整饮食。

（2）气虚体质。

【体质表现】面色㿠白或偏黄，平时讲话无力或容易疲倦，气短，每日间出汗多，怕风，易感冒，肢体乏力，易腹泻或大便偏烂。少数可出现便秘，排便费力，但大便不干。

【饮食宜忌】适合进食党参、黄芪、人参、五指毛桃、怀山药、牛大力、千斤拔等健脾补气的药材，糯米、小米、大麦、黄豆、栗子、大枣、桂圆、蜂蜜、牛肉、鲢鱼、鸡肉、香菇、胡萝卜等益气健脾的食物。注意补气的同时不要忘记行气，可加入陈皮、化橘红、砂仁等行气之品以助运化。勿进食寒凉生冷的食物。

【药膳处方】

人参乌鸡汤

材料：人参（生晒参、红参或高丽参）切片10克，乌鸡1只，调味品适量。

做法：人参片装入鸡腹内，用砂锅炖至鸡肉烂熟即可。

功效：大补元气。人参性温，味甘，微苦，含多种人参皂苷、维生素B_1、维生素B_2、烟酸等，有大补元气、生津止渴的作用。乌鸡味甘，性平，含铜、锌、锰等元素，可补虚劳、益肝肾、退虚热，能直接参与人体的细胞免疫功能，提高人体防病抗病的能力[16]。

黄芪怀山瘦肉汤

材料：黄芪50克，怀山药30克，猪瘦肉100克洗净切片。

做法：将黄芪、怀山药、猪瘦肉放入炖锅中，武火煮沸，再小火炖50分钟，加入食盐调味，食用。

功效：健脾补气。黄芪味甘，性微温，含多种氨基酸、苦味素等，有补气健脾、益气固表、托毒生肌的作用。怀山药味甘，性平，含薯蓣皂苷、胆碱、维生素C等，有补脾益胃、益肺生津的作用。

白扁豆煲瘦肉汤

材料：白扁豆30克，猪瘦肉50克，生姜2片。

做法：上述材料加水炖煮1.5小时左右，至白扁豆熟透后加少许食盐食用。

功效：健脾利湿。白扁豆味甘，性微温，归脾、胃经，含蛋白质、微量元素等，可健脾化湿，对于脾胃虚弱者有健脾胃、清暑湿的作用。

党参山药煲鸡汤

材料：党参15克，怀山药30克，生姜2片，鸡半只。

做法：上述材料加水炖煮1小时，加少许食盐后食用。

功效：补气健脾。党参味甘，性平，含皂苷、微量生物碱等，有补中益气、健脾益肺的功效。鸡肉味甘，性温，含钙、磷、铁等元素，可温中益气、补精填髓。

党参黄芪粥（《圣济总录》[17]）

材料：党参15克，黄芪15克，山药30克，粳米60克。

做法：党参和黄芪用纱布袋包好，加水与山药、粳米一起煮粥食用。每天1次。

功效：补气健脾。党参有补中益气、健脾益肺的功效；山药味甘，性平，有补脾益胃、益肺生津的作用。

人参猪肚（《良药佳馔》[18]）

材料：人参10克，甜杏仁10克，茯苓15克，红枣12克，陈皮1片，糯米100克，猪肚1个。

做法：诸药与糯米及调料等装入纱布袋内，扎口，放入猪肚内，上锅蒸至烂熟。

功效：健脾益气，润肺止咳。猪肚味甘，微温，含胃泌素、胃蛋白酶等，有补虚损、健脾胃之功。《本草经疏》记载："猪肚，为补脾之要品。"[19]甜杏仁味微苦，性微温，主治肺虚咳喘、肠燥便秘。茯苓味甘，性平，含茯苓多糖、氨基酸、多种酶，可健脾消肿、宁心安神。陈皮味辛、苦，性温，含胡萝卜素、维生素C、维生素B₁等，有健脾燥湿、理气化痰之功。

参合南杏榄肺汤（广州中医药大学蓝森麟教授推荐）

材料：党参、百合各30克，南杏仁15克，无花果6只，青橄榄12只，红枣3枚，生姜3片，猪肺1副。

做法：先将猪肺清洗干净，切块，爆炒，炒时洒点白酒去腥臊味；青橄榄洗净，横砍开两半；红枣劈开去核；生姜洗净切片。洗净党参、百合、南杏仁、无花果，一齐置于砂锅内，加入清水3升、白酒少许，用大火煮沸后改用小火熬2小时，精盐调味即可。

功效：益气养阴，润肺止咳。猪肺味甘，性平，含钙、磷、铁、维生素C等，有补肺止咳的功效。青橄榄味甘、酸涩，性平，有利咽化痰、生津止渴的功效。无花果味甘，性凉，含枸橼酸、延胡索酸、B族维生素、补骨脂素等，有健脾开胃清肠的功效。

（3）阳虚体质。

【体质表现】精神不振，气短懒言，畏寒怕冷，四肢欠温，喜热饮食，大便稀，小便清长或短少。

【饮食宜忌】宜进食补气温阳之品，如干姜、花胶、杜仲、桑寄生、冬虫夏草、补骨脂、巴戟天、淫羊藿等温补的药材，核桃、黑枣、韭菜、荔枝干、干姜、牛肉、羊肉、狗肉、鳝鱼、茴香、海虾、鹌鹑、胡椒等甘温益气之品。少食生冷寒凉食物，少饮绿茶。

【药膳处方】

羊肉枸杞汤

材料：羊肉500克（用羊腿肉），枸杞子20克，生姜12克，料酒、葱段、大蒜、味精、食用花生油、清汤各适量。

做法：羊肉去筋膜，洗净切块。待锅中油烧热，倒进羊肉、料酒、生姜、大蒜等煸炒，炒透后，同放砂锅中，加清水适量，放入枸杞子等，大火煮至稍沸，再改用小火煨炖，至熟烂后，加入调料和匀即可。

功效：暖中补虚。《本草纲目》记载："羊肉能暖中补虚，补中益气，开胃健身，益肾气，养胆明目，治虚劳寒冷，五劳七伤。"[20]枸杞子味甘，性平，含维生素B_1、维生素B_2、维生素C等，有滋补肝肾、益精明目的作用。

参茸鸡肉汤

材料：高丽参5克，鹿茸3克，鸡肉100克。

做法：高丽参切薄片。鸡肉洗净，去皮，切粒。将高丽参、鸡肉与鹿茸片放入炖盅内，加开水适量，炖盅加盖，文火隔水炖2小时，调味食用。

功效：大补元气，温补肾阳。鹿茸味甘、咸，性温，可补肾阳、益精血，有抗氧化、抗疲劳的作用。

核桃百合粥

材料：核桃仁20克，百合10克，粳米100克。

做法：将核桃仁、百合、粳米放入砂锅或高压锅，共煮成粥，早晚分服。

功效：核桃仁味甘，性温，有补肾益精、温肺定喘、润肠通便的作用。百合味甘、微苦，有养阴润肺、清心安神的作用。

（4）阴虚体质。

【体质表现】体形偏瘦，怕热，口舌易干燥，喜冷饮，手足心热，性情较急躁，容易心烦、失眠，大便偏干，小便短少，舌红苔少，脉细数。

【饮食宜忌】宜进食养阴润燥之品，如沙参、玉竹、五味子、玄参、麦冬、怀山药、银耳、百合、熟地黄、生地黄、黄精、水鱼等，忌辛辣温燥的食物，注意养阴的同时要行气，以免妨碍脾胃运化。

【药膳处方】

沙参养肺汤

材料：北沙参15克，玉竹15克，猪心100克，猪肺100克。

做法：北沙参、玉竹用纱布包好，与洗净的猪心、猪肺及葱段同置砂锅内加水，先用武火煮沸后改用文火炖2小时，稍加盐调味即可。

功效：养阴润肺。北沙参味甘、苦，性凉，有养阴清肺、益胃生津的功效。玉竹味甘，性微寒，含维生素A，有养阴润燥、生津止渴的作用。猪心味甘、咸，性平，有养心安神之功效。猪肺有补肺止咳的作用。

银耳百合粥

材料：银耳10克，百合10克，粳米25克。

做法：银耳用水泡涨，百合、粳米洗净放入锅中，加水适量煮成粥，再加冰糖少许即可。每天一次，配餐温服。

功效：滋阴润肺。银耳味甘，性平，含蛋白质、粗纤维等，有滋阴润肺、益胃生津的作用。百合味甘，性微寒，有养阴润肺、养心安神的作用。

沙参麦冬汤

材料：北沙参10克，麦冬10克，生姜2片，猪瘦肉50克。

做法：将上述材料加水蒸煮或炖煮40～60分钟，加少许食盐后食用。

功效：养阴润肺。麦冬味苦，性寒，含微量元素、氨基酸等，有养阴润肺、清心除烦、益胃生津的作用。

白果桑椹饮（《中医营养学》[21]）

材料：白果10克，人参3克，桑椹20克，冰糖适量。

做法：加水煎煮，代茶饮。

功效：益气生津。白果味甘、苦，性平，有小毒，含钾、镁、钙等元素。有敛肺平喘、止带缩尿的作用。桑椹味甘、酸，性寒，含维生素C及胡萝卜素等，有补肝益肾、生津润燥的作用。

怀山鸭肉粥

材料：鸭肉100克，白米100克，怀山药50克。

做法：将鸭肉切丁加盐腌制，白米加怀山药煮粥，半小时后粥内加入鸭肉，再煮1小时左右至粥熟。

功效：补气益阴。鸭肉味甘、微咸，性平，含蛋白质、钙、磷、铁等，有补气益阴、利水消肿的作用。怀山药有健脾益气的作用。

（5）痰湿体质。

【体质表现】形体多肥胖，腹部肥满，喜好甜食和肥腻食物，面部皮肤油脂较多，汗水多而黏，容易胸闷，痰多，嘴里常有黏、发腻、发甜的感觉，大便正常或稍烂，舌苔厚或腻。

【饮食宜忌】宜食芡实、莲子、薏苡仁、怀山药、赤小豆等利湿健脾食品。

【药膳处方】

白茯苓粥

材料：白茯苓粉15克，粳米100克，盐、胡椒粉少许。

做法：粳米淘净，与白茯苓粉放入锅，加水适量，用武火烧沸，转用文火炖，再加盐、胡椒粉，搅匀即成。每天2次，作为早晚餐食用。

功效：健脾利湿。茯苓味甘，性平，含氨基酸、卵磷脂、多种酶和钾盐，有利水渗湿、益脾和胃、宁心安神的作用。

萝卜四药汤

材料：萝卜1000克，法半夏、茯苓、陈皮、白术各10克，白糖适量。

做法：萝卜洗净，刮细丝，与四药同入锅中，加水煎煮半小时，滤出汤汁，另置小火煎熬至较稠时入白糖，待成膏状停火置冷，每次取1~2匙，每天3次沸水冲服。

功效：健脾理气。萝卜味甘，性凉，含维生素C、钙等，有下气、消食、化痰的作用。法半夏、茯苓、陈皮、白术有健脾化痰的作用。

川贝陈皮瘦肉汤

材料：川贝母10克，陈皮10克，猪瘦肉100克，生姜5片。

做法：川贝母拍碎，与其他材料清洗干净后加水一并放进煲内煮沸，炖一个半小时，放凉后喝。

功效：润肺止咳化痰。川贝母味甘、苦，性微寒，含多种生物碱，有润肺止咳、清热化痰的作用。陈皮有健脾化痰的作用。

怀山薏米粥

材料：山药30克，薏苡仁30克，小米100克。

做法：将薏苡仁浸泡2小时、洗净，小米洗净，山药去皮切段，共加水煮40分钟。

功效：健脾利湿。薏苡仁味甘，性微寒，有利湿健脾、清热排脓的功效。

（6）湿热体质。

【体质表现】易心烦气躁，平时面部常有油光，容易长痤疮、粉刺，容易疲倦，肢体困重，大便干结或较黏，小便黄少，男性易阴囊潮湿，女性易带下增多。

【饮食宜忌】少吃辣椒、油炸食品、烧烤等食物。宜食赤小豆、空心菜、丝瓜、葫芦、冬瓜、芹菜、黄瓜等淡渗泻热的食物。

【药膳处方】

土茯苓薏米南芪汤

材料：猪骨200克，土茯苓30克，五爪龙50克，薏苡仁30克。

做法：将土茯苓、五爪龙、薏苡仁洗净，猪骨洗净切小块，一起入锅内，加水用武火煮开，改用文火煮50分钟，调味服食。

功效：健脾利湿。土茯苓味甘，性平，《本草纲目》载其有"健脾胃，强筋骨，去风湿，利关节，止泄泻。治拘挛骨痛，恶疮痈肿"的作用[22]。五爪龙又叫"南芪"，可益气健脾。薏苡仁可健脾利湿。

二豆粥

【组成】白扁豆50克，绿豆50克，粳米100克，白糖少许。

【做法】取白扁豆、绿豆、粳米淘净，同煮粥，加白糖少许调味。

【功效】健脾利湿。白扁豆味甘，性平，含蛋白质及钙、铁、锌等元素，可健脾化湿。绿豆味甘，性寒，有清热解毒、利水消肿、消暑的作用。

冬瓜老鸭汤

材料：老鸭半只，冬瓜200克。

做法：老鸭焯水后，加水煮一个半小时，冬瓜洗净切片，加入汤中再煮10分钟，调味。

功效：清利湿热。冬瓜味甘，性微寒，含钙、铁、磷、维生素C等，有清热化痰、利尿、生津的作用。老鸭有补虚劳、清虚热的作用。

眉豆花生鸡脚汤

材料：眉豆50克，花生50克，鸡脚5只。

做法：鸡脚焯水，花生、眉豆洗净，加水煮1小时。

功效：健脾利湿。花生味甘，性平，《本草纲目》载其可以"悦脾和胃润肺化痰、滋养补气、清咽止痒"[23]。眉豆可健脾利湿，鸡脚富含胶原蛋白。

苦瓜黄豆排骨汤

材料：苦瓜1根，黄豆100克，排骨500克。

做法：食材洗净，排骨焯水后，加水煮一个半小时。

功效：清利湿热。苦瓜味苦，性寒，有祛暑清热、明目、解毒的作用。黄豆味甘，性平，富含植物蛋白，可宽中理气、健脾消肿。

（7）特禀体质。

【体质表现】对季节气候适应能力较差，易患花粉症，易引发宿疾，易药物过敏。易致外邪内侵，形成风团、瘾疹、咳喘等。

【饮食宜忌】避免接触过敏原（变应原），少食蚕豆、牛肉、鹅肉、鲤鱼、虾、蟹、酒、辣椒、浓茶、咖啡等辛辣之品、腥膻发物及含致敏物质的食物。

【药膳处方】

胡桃五爪龙煲猪骨

材料：猪骨200克，胡桃肉50克，五爪龙50克，无花果15克。

做法：将胡桃肉、五爪龙、无花果洗净，猪骨洗净斩小块，一起入锅内，加水用武火煮开，改用文火煮50分钟，调味服食。

功效：补气固肾。胡桃肉可补肾固精、温肺定喘、润肠通便。五爪龙有健脾补肺、行气利湿、舒筋活络的作用。无花果含补骨脂素，有健脾开胃清肠的功效。

芡实粥

材料：芡实50克，粳米100克，油、盐各适量。

做法：将芡实、粳米同入锅内，加水适量，煮至芡实烂熟，加油、盐调味，煲至粥成。

功效：芡实味甘，性平，含钙、磷、铁等元素，有收敛、滋养作用。《本草求真》记载："芡实功与山药相似……山药兼补肺阴，而芡实则止于脾肾而不及于肺。"[24]

黄芪乌梅当归粥

材料：黄芪10克，乌梅15克，当归5克，粳米100克。

做法：将黄芪、乌梅、当归、粳米洗净，加水适量，煲至粥成。

功效：补气生津活血。黄芪有补气固表的作用。当归味甘，性温，有补血活血、润肠通便的作用，为妇科调经理血之专药。乌梅味酸涩，性平，有敛肺止咳、生津止渴的作用，还有一定的抗过敏作用。

2. 四时食疗[25]

针对四时感邪的不同，可选择以下几种常用膳食方案。

（1）外感风寒。

【临床表现】恶风寒，鼻塞声重、流清涕，口不渴，喜热饮，咽痒、咳嗽，痰白或白稀。多见于冬季。

【饮食宜忌】宜进食辛温散寒、宣肺解表之品，如生姜、芫荽、葱白、大蒜、紫苏叶、荆芥、防风、胡椒、豆豉等，忌油腻、辛辣、生冷、黏滞性食物。

【药膳处方】

红糖姜枣粥

材料：取生姜5片，红枣10枚，葱白5根，红糖1勺。

做法：上述材料与大米共煮成粥，趁热食用。

功效：温散风寒。生姜味辛，性温，归肺、脾、胃经，可解表散寒解毒。葱白味辛，性温，可发汗解表、散寒通阳。共煮成粥，趁热食用可增强祛风散寒的效果。

五神汤

材料：荆芥6克，紫苏叶6克，茶叶6克，生姜6克。

做法：上述材料加水煮沸2次，加冰糖（25克）调服。

功效：祛风散寒。荆芥味辛，性温，有解表散风、透疹的功效。紫苏叶味辛，性温，含紫苏醛、精氨酸等，有解表散寒、行气宽中的功效。

（2）外感风热。

【临床表现】发热，轻恶风寒，鼻塞流黄涕，口干口渴、咽痛、咳嗽痰黄，舌红苔黄。多见于春季。

【饮食宜忌】宜进食辛凉宣肺解表之品，如桑叶、菊花、板蓝根、金银花、薄荷、芦根、萝卜、葛根等食材。忌辛辣刺激、肥腻、黏滞之品。

【药膳处方】

菊花薄荷饮

材料：菊花10克，薄荷5克，冰糖适量。

做法：沸水冲泡，代茶饮。

功效：疏散风热。菊花味辛、苦，性微寒，含氨基酸、黄酮、维生素等，可疏散风热、清肝明目。薄荷味辛，性凉，可疏散风热、清利头目，因含挥发油，冲泡时间不宜过长。

银花茶

材料：金银花20克，茶叶6克，白糖50克。

做法：金银花加水煮沸5～6分钟，加茶叶，稍煮，加白糖溶解即成。（血糖高者不加糖）

功效：清热解毒。金银花味甘，性寒，含挥发油、木犀草素、黄酮、绿原酸等，可清热解毒、疏散风热。

生芦根粥

材料：鲜芦根100克，竹茹15克，粳米60克，生姜6克。

做法：鲜芦根与竹茹同煎取汁，加粳米煮粥，粥欲熟时加生姜，稍煮即可。粥宜稀薄而不宜稠厚。每天服用2次。

功效：清热化痰。芦根味甘，性寒，含维生素B$_1$、维生素B$_2$等，可清热泻火、生津止渴。竹茹味甘，性凉，可清热化痰、除烦止呕。

（3）外感暑湿。

【临床表现】夏季发病，可见鼻流浊涕、周身困重、纳呆脘闷、咳嗽痰黏、头昏胀、舌苔腻。

【饮食宜忌】宜服用祛湿解暑之品，如冬瓜、薏苡仁、白扁豆、荷叶、西瓜翠衣、苦瓜、鸡蛋花、荷花、绿豆、赤小豆等，忌肥腻、辛温、黏滞性食物。

【药膳处方】

薏苡仁粥

材料：薏苡仁30克，大米50克。

做法：上述材料共煮成粥。

功效：健脾渗湿。薏苡仁不仅可清暑利湿，还可健脾清热，适用于缓解因外感暑湿而导致的食欲不振、水肿等症状。

扁豆花荷叶茶

材料：扁豆花10克，荷叶15克。

做法：煎汤或沸水冲泡，代茶饮。

功效：清化暑湿、健脾和胃。扁豆花味甘，性平，荷叶味苦，性平，均可清暑化湿，扁豆花还有健脾和胃的功效。扁豆花与荷叶均性平，因此即使平素体寒的患者也可适量饮用。

薏苡茯豆排骨汤（广州中医药大学蓝森麟教授推荐）

材料：炒薏苡仁、芡实各30克，土茯苓、赤小豆各50克，红枣3枚，生姜3片，猪排骨500克。

做法：先将猪排骨洗净，斩成小段，放进沸水中稍焯，捞出冲净血沫；红枣劈开，去核。所有食材一齐置于砂锅内，加入清水3000毫升、白酒少许，用武火煮沸后改用文火熬2小时，精盐调味即可。

功效：清利湿热。薏苡仁味甘、淡，性凉，长于健脾渗湿、清热排脓；土茯苓味甘、淡，性平，善于清热解毒、通利关节；芡实味甘、涩，性平，能固精止泻、除湿止带；赤小豆味甘、酸，性平，功善利水消肿、解毒；猪排骨味甘、咸，性微寒，功善益肾滋阴；姜、枣可调和脾胃。

（4）燥邪伤肺。

【临床表现】多秋季发病，表现为咽干、口鼻唇干、呛咳少痰、舌干。

【饮食宜忌】宜疏风润燥，可多吃蔬菜水果及润燥之品，如雪梨、丝瓜、百合、芦根等，偏凉者可加食杏仁、紫苏叶、陈皮等，偏热者可加食菊花、玄参、麦冬等。

【药膳处方】

银耳莲子羹

材料：银耳15克，莲子15克，冰糖适量。

做法：银耳泡发后撕成小朵，与莲子、冰糖放入水中，炖煮1小时左右。

功效：润肺养心。银耳味甘，性平，可润肺生津。莲子可补脾益肾、养心安神。

川贝雪梨汤

材料：川贝母3克，雪梨1个。

做法：雪梨切小块，与川贝母加适量冰糖和水蒸煮或炖煮45～60分钟。

功效：润肺止咳。川贝母味甘、苦，性微寒，含多种生物碱，可润肺止咳。雪梨润肺生津。

3. 康复期饮食常见问题

（1）川贝雪梨汤适合所有人吗？

不适合。川贝雪梨汤具有清热生津、止咳化痰的功效，但是川贝母、雪梨均性微寒，因此川贝雪梨汤更适合热咳的患者，而对于寒咳的患者或者平素体寒者并不适宜。

（2）康复期可以饮用茶或咖啡吗？

可以饮用淡茶或少量咖啡，浓茶和浓咖啡会对消化道、呼吸道产生刺激，不建议饮用。同时，不建议饮用过甜的饮料，对于平素血糖较高的患者或糖尿病患者而言，果汁也需要减少摄入。

（3）饮酒有利于杀灭体内病毒吗？

有人认为，既然酒精可以用来消毒，那么喝酒应该也有利于杀灭体内病毒。答案是否定的。能够杀灭病毒的最有效酒精浓度为75%，但75%的酒精一旦进入人体会对人的消化、呼吸、心脑血管等系统造成损伤。而普通饮用酒或酒精饮品的度数在8～55度之间，因为酒精浓度不够，即使短时间大量饮用也不能起到杀毒作用，相反还会引发其他健康问题。

（4）康复期可以进补吗？

康复期不建议大量进补。在很多患者及家属的认识中，生了病在康复期一定要进补，其实不然。对于一般的病毒性呼吸道感染而言，病程较短，病情较轻，并不会对身体造成过多的消耗，不需要大量进补。对于重症患者而言，康复期脾胃相对虚弱，大量进补反而会妨碍正常的消化吸收，不利于康复。康复期正虚邪恋，过食高丽参、鹿茸、阿胶等补品不利于脾胃的运化，不利于气机的运转，易化火、生痰，容易"闭门留寇"，因此，并不建议在这一时期大补。对于平素虚弱的患者，康复期可以选用党参、红枣等平补的食材。

（刘琼　黄燕晓　庞震苗）

参考文献

［1］张伯礼，吴勉华. 中医内科学［M］. 10版. 北京：中国中医药出版社，2017.

［2］邓功成，吴卫东，李永波. 微生物与人类［M］. 重庆：重庆大学出版社，2015.

［3］甘克勤，李爱仙，汪滨，等. 国内外口罩标准综述：

N95、KN95、FFP2口罩与标准［J］. 标准科学，2020
（3）：6-17.

［4］海关总署商品检验司. 我国和国外部分国家（地区）
防疫医疗物资标准和主要项目（第二版）［EB/OL］
（2020-04-15）［2022-04-19］. http：//sjs.customs.
gov.cn/sjs/zcfg56/2985650/index.html.

［5］姚进喜，孙丽萍，张婧，等. 基层卫生机构公共卫生应
急技术与实践［M］. 成都：四川大学出版社，2016.

［6］胡定坤. 水煮、喷酒精、照紫外线……防病毒口罩不能
用这些方法循环使用［N］. 科技日报，2020-02-03
（5）.

［7］李道重. 84消毒液的安全使用［J］. 中国洗涤用品工
业，2015（5）：26-30.

［8］李敏，袁丽洁. 家庭中的科学消毒小常识［J］. 东方养
生，2021（6）：8-9.

［9］温娟娟. 突发性公共卫生事件下大学生心理疏导机制
研究［J］. 中国多媒体与网络教学学报，2021（8）：
222-224.

［10］陈福国. 实用认知心理治疗学［M］. 上海：上海人
民出版社，2020.

［11］李庆善. 青年情绪调节论［M］. 北京：农村读物出
版社，1987.

［12］马皎洁. 感冒为何要多喝水?［J］. 安全与健康，2017

（3）：53.

［13］孙桂菊，李群. 护理营养学［M］. 南京：东南大学出版社，2020.

［14］曾果. 营养与疾病［M］. 成都：四川大学出版社，2017.

［15］左铮云，刘志勇，乐毅敏. 中医药膳学［M］. 北京：中国中医药出版社，2021：224-226.

［16］武艳平，霍俊宏，谢金防，等. 畜禽黑色素及其候选基因研究进展［J］. 中国畜牧兽医，2009，36（10）：198-200.

［17］赵佶. 圣济总录［M］. 王振国，杨金萍，主校. 北京：中国中医药出版社，2018.

［18］蒋家述. 良药佳馔［Z］. 武汉：中国科学院武汉图书馆，1986：3.

［19］缪希雍. 神农本草经疏［M］. 李玉清，校注. 北京：中国医药科技出版社，2011：1124-1125.

［20］李时珍. 本草纲目［M］. 张守康，校注. 北京：中国中医药出版社，1998：1699-1700.

［21］周俭. 中医营养学［M］. 北京：中国中医药出版社，2012.

［22］李时珍. 本草纲目［M］. 张守康，校注. 北京：中国中医药出版社，1998：557-558.

［23］赵学敏. 本草纲目拾遗［M］. 刘从明，校注. 北

京：中医古籍出版社，2017：283-284.

［24］黄宫绣. 本草求真［M］. 北京：中国中医药出版
社，2010.

［25］左铮云，刘志勇，乐毅敏. 中医药膳学［M］. 北
京：中国中医药出版社，2021：226-228.

第四章

病毒性呼吸道感染中医特色防护法

　　中国是千年文明古国，中国人在悠久的历史长河中将养生、防护的许多做法反复实践变成重要的经验沉淀流传下来，实践证明中医药和中医特色疗法在病毒感染的防治方面确有效果，是中华民族防病治病的宝贵财富。注重发挥中医特色优势，积极运用中医特色疗法，以中医基础理论为指导，开展多种个性化中医特色防护，对病毒性呼吸道感染的防控有着深远积极的意义。

　　现将常用的、方便的中医特色防护法介绍如下。

一、调息守神

　　调息又称"调整呼吸"，"调"有调和、调整、调理之意。"息"字的古义有三：一指精神，二指呼吸，三指呼吸间的停顿。"调息"一般指后两种含义。调息守神的内涵是运用意识，通过调整呼吸使意气相合，神息相依，用后天的呼吸练习激活先天元气[1]。

　　调息是对呼吸的训练，古代称为吐纳、炼气、调气、食气等。传统的气功将呼吸分为自然呼吸、腹式呼吸（又分为顺腹式呼吸和逆腹式呼吸）和提肛呼吸，其中最常用的是顺腹式呼吸。调息要做到循序渐进，深、长、细、匀的呼吸是功夫的积累，不是短期练就的。

　　调息不仅可以改善和提高呼吸系统的通气、换气及能量代谢机能，还可以提高和改善神经系统、循环系统、消化系统及营养代谢的功能。

传统气功调息方法包括神息相依（调息）法、平调阴阳（调息）法、意气引动（调息）法、观想（调息）法四种，其中前两种较多见。调息守神法在此基础上结合现代正念冥想的呼吸训练和心身康复方法。

（一）神息相依（调息）法

该方法是将精神和呼吸结合在一起、互相依存的调息方法，也叫意守呼吸法，练习时分三步。

1. 数息

即数呼吸。呼、吸各默默"数一数"，可使精神集中。"数一数"的意思是数一串数字，可以呼与吸都默数同一个数串，如吸气时心中缓念"1、2、3、4、5、6、7、8、9、10"，呼气时心中也缓念"1、2、3、4、5、6、7、8、9、10"；也可以吸气时数的数串比呼气时数的数串长，如吸气时心中默念"1、2、3、4、5、6、7、8、9、10"，呼气时心中默念"1、2、3、4、5、6"。如此周而复始，循环练习，练习至自然数息而无杂念时，就达到了精神与呼吸相结合的境地，呼吸就会变得深、细、匀、长，此时可进入第二步。

2. 随息

即意念随着气息而出入。此时不再数呼吸，而是一吸气，意念随着进去，一呼气，意念随着出来，称"弃数从随"。此时意念不能着于形体，也不应只注意呼气、吸气，而应把精神集中在呼气和吸气之间的停顿上，以便于精神达到静的境界。当意念和呼吸结合得很好后，进入第三步。

3. 观息

观察、体察体内气息的运行出入情况，称"弃随从观"。随着随息的深入，精神高度集中，体内气渐充足，此时逐步体察气在体内运行情况，甚至皮肤的呼吸情况，即达到"神息相依"的境界。

（二）平调阴阳（调息）法

即通过呼吸平调体内阴阳平衡。一身之气上为阳，下为阴，上下气机调整离合，交通天地阴阳之气，可使精神集中入静。

（三）现代调息守神练习

调息守神练习在呼吸系统疾病的治疗康复中起身心双向调节的作用，不仅对呼吸道感染的治疗康复有积极的影响作用，还可以改善应激焦虑障碍，帮助患者调整呼吸节奏和频率，快速获得高质量的休息，回归宁静与自在的状态。以下是中山医科大学第三附属医院"云上三院"平台为医护人员订制的调息守神法练习步骤[2]。

第一步 练习——觉察

（1）询问自己：我现在的感觉是什么？脑海中现在有什么想法和念头？有什么感受？只需要去觉察那些念头和想法

来自何方，又飘向何处，不要被卷入其中；想法和念头都只是大脑的活动，不是现实。如果头脑是天空，那么想法和念头就是浮云。

（2）接下来去觉察情绪和感受，如果有任何不愉快的情绪，如担忧、紧张和恐惧，那么允许自己有这些情绪，当你觉察到自己有情绪，你可以温和地接近它们，承认它们的客观存在，不要试图把它们赶走，这些情绪的存在，就是当下真实的感受。

（3）进一步去觉察身体的感觉，用意识快速地扫描自己的身体，去留意身体哪些部位有明显的感觉，搜索紧张或压抑感，去感受身体的不舒服、不通畅，承认和接受它们的存在，但同样，不要试图以任何方式改变它们、赶走它们，在觉察身体此刻感受的同时可以远离头脑中杂念纷扰与自动导航的状态。

第二步 专注——呼吸

把注意力集中到呼吸上，以及由呼吸带来的小腹的起伏变化上，体会吸气时肚皮的轻微拉伸与饱胀感，以及呼气时肚皮轻微的收缩感，让意识温和地、不间断地停留在呼吸上。体会整个吸气的过程和整个呼气的过程。专注于一呼一吸，每次吸气，都要想着把这个宇宙空间里自己最需要的养分深深吸入自己的身体里，融入到血液中；每次呼气，都要释放掉所有你不需要的废气和能量。每次呼吸都是一个全新的开始，每次呼吸都是安顿当下的一次机会。如果发现意识游离、分心了，就温和地把注意力带回到呼吸上来。

第三步　扩展——觉察与呼吸

把呼吸的觉察和感受慢慢扩展到全身，在觉察呼吸的同时，体会姿势、面部乃至整个身体的感觉，就好像整个身体都在呼吸一样，如感觉到不适、紧张、僵硬，可以温和地把气息吸入这些部位，然后在呼气时让这些感觉从这里离开，你会感觉到那些部位开始变得柔软而通畅，顺其自然地觉察身体所有的感觉，让每一寸肌肤、每一个毛孔、每一个细胞都与呼吸同步。

带着这种扩展的、开放的觉察与呼吸同步，回到我们的现实生活。只要觉察和接受我们自己的念头、想法、情绪和感受，就可以切断对念头、情绪和感受的喂养和纠缠，止息焦虑、紧张、恐惧等不良的情绪，回归"天人合一""身心合一"状态。

以上步骤坚持反复练习，会让人变得越来越从容、越来越宁静、越来越自在、越来越有活力，真正实现"正气存内，邪不可干"。

二、经络健身操

（一）八段锦

八段锦是古代导引功法的一个重要分支，因其功法术式编排精致，动作如丝锦般连绵不断、柔和优美，是一套独立且完整的健身功法，故称为"锦"。八段锦顾名思义，一共包括八段，是形体活动与呼吸运动相结合的养生功法。常习八段锦可以舒活筋骨、疏通经络、畅通气血、消瘀散结、调理脏腑[3]。

国医大师邓铁涛教授非常推崇用八段锦养生健身，他曾说："八段锦简单易学，经常锻炼，对增强体质、调节人体各脏腑经络气血的运行，均有显著的功效。"邓老著有《八段锦——邓铁涛健康长寿之道》，书中详细介绍了八段锦的功法与功用，并附有他亲自示范的招式图[4]。本节所介绍之八段锦即参照邓老常练习的八段锦方法与顺序，具体锻炼内容如下。

∽ 第一段　两手托天理三焦

起势：直立，两臂自然下垂，手掌向内，两眼平视前方，舌尖轻抵硬腭，自然呼吸，周身关节放松，足趾抓地，意守丹田，以求精神集中片刻（图4-1）。

两臂微曲，两手从体侧移至身前，十指交叉互握，掌心向上（图4-2）。两臂徐徐上举，至头前时，翻掌向上，肘关节伸直，头往后仰，两眼看手背，两腿伸直，同时脚跟上提，挺胸吸气（图4-3）。两臂放下，至头前时，掌心由前翻转向下，脚跟下落，臂肘放松，同时呼气。如此反复16～20遍，使呼气吸气均匀。恢复起势。

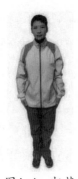 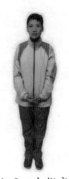 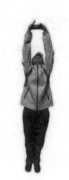

图4-1　起势　　图4-2　十指交叉　　图4-3　两臂上举

此段主要调理肺脏与心血管循环。

∽ 第二段　左右开弓似射雕

左脚向左侧跨一步，两腿屈膝成马步，上体直，同时两臂平屈于两肩前，左手食指略伸直，左拇指外展微伸直，右手食指和中指弯曲，余手指紧握。左手向左侧平伸，同时右手向右侧猛拉，肘弯曲，与肩平，眼看左手食指，同时扩胸吸气，模仿拉弓射箭的姿势（图4-4）。两手回收，屈于胸前，成复原姿势，但左右手指姿势相反，同时呼气。右手向右侧平伸，同时左手向左侧猛拉，肘屈，与肩平，眼看右手食指，同时扩胸吸气。如此左右轮流进行开弓16～20遍。恢复起势。

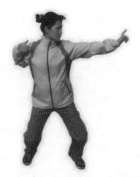

图4-4　左右开弓似射雕

此段重点运动胸部、颈椎，有利于增加头部血液循环。

❧ 第三段　调理脾胃须单举

直立，两臂自然垂于体侧，脚尖向前，双眼平视前方。右手翻掌上举，五指伸直并拢，掌心向上，指尖向左，同时左手下按，掌心向下，指尖向前，拇指展开，头向后仰，眼看右指尖，同时吸气（图4-5）。复原，同时呼气。左右动作互换。如此左右反复16～20遍，运动时宜注意配合呼吸均匀。恢复起势。

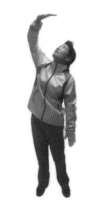

图4-5　调理脾胃须单举

此段有利于增强脾胃功能，增进食欲。

❧ 第四段　五劳七伤往后瞧

直立，两臂自然伸直下垂，手掌紧贴腿侧，挺胸收腹。双臂后伸于臀部，手掌向后，躯干不动，头慢慢向左旋转，眼向左后方看，同时深吸气，稍停片刻（图4-6），头复归原位，眼平视前方，呼气。头再慢慢向右旋转，眼向右后方看，吸气，稍停片刻，再旋转复归原位，眼平视前方，呼气。如此左右反复16～20遍。恢复起势。

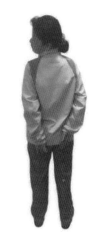

图4-6　五劳七伤往后瞧

此段功效广泛，能增强肺脏功能，还能锻炼颈部肌肉和眼球肌肉，有助于治疗落枕和颈椎病，减轻眩晕和上肢麻木，改善高血压和动脉硬化等症。

∽ 第五段　攒拳怒目增气力

两腿分开屈膝成马步，两臂屈肘握拳，拳心向上，两脚尖向前或外旋，怒视前方。右拳向前猛冲，拳与肩平，拳心向下，两眼睁大，向前虎视（图4-7）。右拳收回至腰旁，同时左拳向前猛冲，拳与肩平，拳心向下，两眼睁大，向前虎视。左拳收回至腰旁，随即右拳向右侧冲击，拳与肩平，拳心向下，两眼睁大，向右虎视。右拳收回至腰旁，随即左拳向左侧冲击，拳与肩平，拳心向下，两眼睁大，向左虎视（图4-8）。如此左右反复进行16~20遍。注意配合呼吸，拳出击时呼气，回收时吸气。最后两手下垂，身体直立。恢复起势。

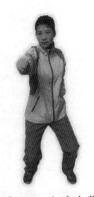 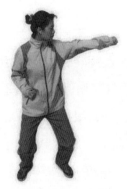

图4-7　向前冲拳　　图4-8　向左冲拳

此段主要运动四肢和眼肌。

⮂ 第六段　两手攀足固肾腰

两腿直立，两手自然垂于体侧。两臂高举，掌心相对，上体背伸，头向后仰（图4-9）。上体尽量向前弯曲，两膝保持正直，同时两臂下垂，两手指尖尽量向下，头略抬高（图4-10）。如此反复16～20遍（注：此段可用自然呼吸）。

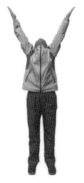 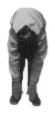

图4-9　两臂高举　　　图4-10　两臂下垂

此段主要运动腰部，并上提胸廓、运动颈部，有助于加强心肺功能，医治腰腿痛等常见病。

⮂ 第七段　摇头摆尾去心火

两腿分开，屈膝下蹲成马步，两手按在膝上，虎口向内（图4-11）。上体及头向前深俯（图4-12），随即在左前方尽量做弧形环转，头尽量向左后旋转，同时臀则相应右摆（图4-13），左膝伸直，右膝弯曲（图4-14）。复原成本势开始姿势。上体及头向前深俯，随即在右前方尽量做弧形环转，头尽量向右后旋转，同时臀部相应左摆，右膝伸直，左

膝弯曲。复原。如此左右反复16～20遍，可配合呼吸，头向
左后（或右后）旋转时吸气，复原时呼气。

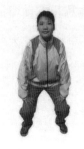

图4-11　屈膝下蹲

图4-12　向前深俯

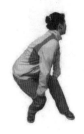

图4-13　转头摆臀

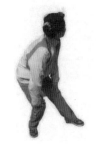

图4-14　动作完成

此段为全身运动，可锻炼颈部肌肉与关节，有助于血液
循环，对胸廓、腰部疾患及下肢均有良好作用。

∽ 第八段　背后七颠百病消

立正，两手置于臀后，掌心向后，挺胸，两膝伸直。
脚跟尽量向上提，头向上顶，同时吸气（图4-15）；脚跟放
下，着地时有弹跳感，同时呼气。如此反复进行16～20遍。
最后收势。

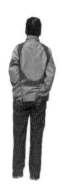

图4-15　背后七颠百病消

此段使全身肌肉放松，可减轻和预防脊柱各段椎骨的疾患，有利于脑和脊髓中枢神经的血液循环畅通。

八段锦运动量不大不小，老弱咸宜，既可防病锻炼身体，又能医治疾病，特别是慢性病，值得大力推广。

（二）易筋经

易筋经功法源于中国古代养生导引术，是古代传统养生功法之一。进行易筋经的锻炼可以促进血液循环，使气血通畅，防治心血管疾病，还能强健筋骨，增强体质，增进健康。习练易筋经的前提条件是要全身放松，要求练功时做到肢体和精神放松而不松懈[5]，其功法如下[6-7]。

第一势　韦驮献杵第一势

双脚开立，两手合十，沉肩坠肘，手掌向外30度角，凝神静气，目光看向远方60度角（图4-16）。

第二势　韦驮献杵第二势

由立掌前推，手掌向下后打开，坐腕立掌，保持数秒后，松腕立掌（图4-17）。

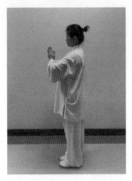 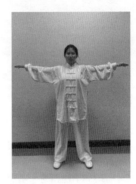

图4-16　韦驮献杵第一势　　图4-17　韦驮献杵第二势

第三势　韦驮献杵第三势

大臂水平内收，收小臂之后，将手掌放于耳后，双掌上推同时抬起脚跟，重心前移力达脚掌，脚趾抓地（图4-18）。

第四势　摘星换斗势

双掌变拳（握固），双臂缓缓下落同时落脚跟，转身右手放于左腰侧，左手手背贴至命门。之后右臂从腰侧缓缓上扬打开，在头顶画弧线最终使手掌掌跟处正对肩髃穴（图4-19）。

第五势　倒拽九牛尾势

双臂水平打开，左脚向后退一步，右手握拳放于距离胸口一拳位置，左手握拳放于命门处，髋内收，做含胸拔背动作，右手收回胸口处，全身团紧（图4-20）。

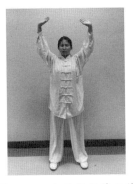

图4-18　韦驮献杵第三势

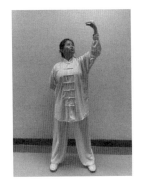

图4-19　摘星换斗势

第六势　出爪亮翅势

双掌合十放于胸前，打开双掌，五指尽力撑开，并缓缓向前推送，持续数秒，松腕坠肘（图4-21）。

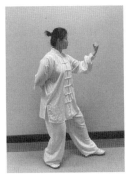

图4-20　倒拽九牛尾势

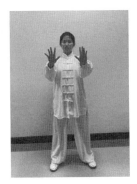

图4-21　出爪亮翅势

第七势　九鬼拔马刀势

左掌在上右掌在下，掌心相对放于腰侧，之后双臂在体前打开，右手包裹住左耳，左手手背贴至命门，之后转头转身，并保证髋关节向前（图4-22）。

第八势　三盘落地势

左脚向左侧跨出一步大于肩宽，双掌向下，身体下蹲至膝关节60度，转掌起身，再重复前每次动作，注意第二次下蹲至膝关节90度，随后起身。转掌下蹲重复动作，下蹲至极限位置，然后起身（图4-23）。

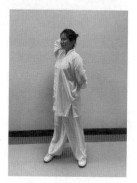 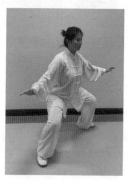

图4-22　九鬼拔马刀势　　　图4-23　三盘落地势

第九势　青龙探爪势

双手握固放于腰侧，右手打开变龙爪，举起至面部位置，从右侧向左侧伸展至极限，持续数秒随后放松落肘下按，手掌下按于左侧，持续数秒，之后沿身体前画弧，从左侧转移至右侧。掌变拳（握固），缓缓起身。左手动作相同（图4-24）。

第十势　卧虎扑食势

双拳放于腰间，脚丁步站立，向前跨出，呈弓步，双手由拳变虎爪，之后全身放松，先收髋，重心后移，之后依次收腹，含胸拔背，之后挺胸，架起手臂，然后五指触地后腿膝关节落地，塌腰，压胯，抬头，下颚微微抬起，持续数秒（图4-25）。

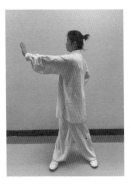

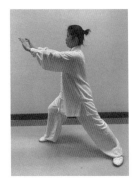

图4-24　青龙探爪势　　　　图4-25　卧虎扑食势

第十一势　打躬势

双手放至耳朵位置，掌心将耳朵掩实，头、胸、腹、腰依次向下，尽量使胸贴近大腿。起身数秒后双掌拔耳（图4-26）。

第十二势　掉尾势

双掌交叉，向下触地，保持髋不移动，腰侧向内收，头转向收腰的一侧方向，坚持数秒，之后换方向（图4-27）。

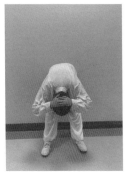

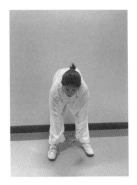

图4-26　打躬势　　　　　图4-27　掉尾势

（三）太极拳

太极拳是国家级非物质文化遗产，是中华民族辩证的理论思维与武术、艺术、导引术、中医等的完美结合，要求习练者静心用意，呼吸自然，中正安舒，柔和缓慢，连贯协调，刚柔相济。习练太极拳有促进血液循环、加快新陈代谢、强身健体、调节心理健康、增强社会适应能力、防病治病、延年益寿的养生保健作用[8]。

传统太极拳门派众多，常见的太极拳流派有陈式、杨式、武式等。这里，选择受众最为广泛的24式简化太极拳来介绍[9]。

1. 起势

两脚开立，两臂前举，屈膝按掌（图4-28）。

2. 野马分鬃

收脚抱球，左转出步，弓步分手。后坐撇脚，跟步抱球，右转出步，弓步分手。后坐撇脚，跟步抱球，左转出步，弓步分手（图4-29）。

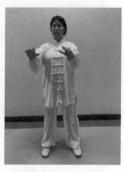
图4-28 起势

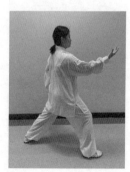
图4-29 野马分鬃

3．白鹤亮翅

跟半步胸前抱球，后坐举臂，虚步分手（图4-30）。

4．搂膝拗步

左转落手，右转收脚举臂，出步屈肘，弓步搂推。后坐撇脚，跟步举臂，出步屈肘，弓步搂推。后坐撇脚，跟步举臂，出步屈肘，弓步搂推（图4-31）。

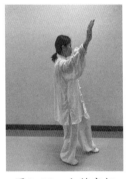
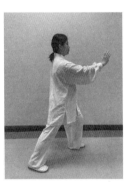

图4-30　白鹤亮翅　　　　图4-31　搂膝拗步

5．手挥琵琶

跟步展手，后坐挑掌，虚步合臂（图4-32）。

6．倒卷肱

两手展开，提膝屈肘，撤步错手，后坐推掌，重复四次（图4-33）。

7．左揽雀尾

右转收脚抱球，左转出步，弓步掤（捧）臂，左转随臂展掌，后坐右转下捋，左转出步搭腕，弓步前挤，后坐分手屈肘收掌，弓步按掌（图4-34）。

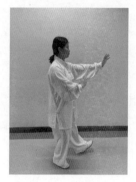
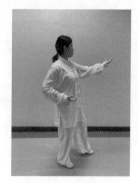

图4-32　手挥琵琶　　　　图4-33　倒卷肱

8. 右揽雀尾

后坐扣脚、右转分手，回体重收脚抱球，右转出步，弓步掤臂，右转随臂展掌，后坐左转下捋，右转出步搭手，弓步前挤，后坐分手屈肘收掌，弓步推掌（图4-35）。

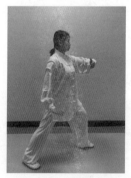
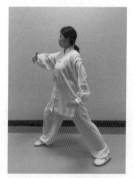

图4-34　左揽雀尾　　　　图4-35　右揽雀尾

9. 单鞭

左转扣脚，右转收脚展臂，出步勾手，弓步推举（图4-36）。

10. 云手

右转落手，左转云手，并步按掌，右转云手，出步按掌，重复三次（图4-37）。

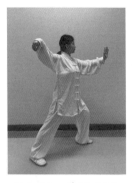

图4-36　单鞭（1）

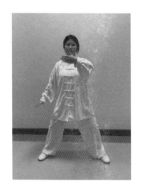

图4-37　云手

11. 单鞭

斜落步右转举臂，出步勾手，弓步按掌（图4-38）。

12. 高探马

跟步后坐展手，虚步推掌（图4-39）。

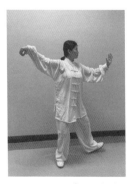

图4-38　单鞭（2）

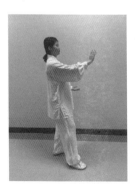

图4-39　高探马

13. 右蹬脚

收脚收手，左转出步，弓步划弧，合抱提膝，分手蹬脚（图4-40）。

14. 双峰贯耳

收脚落手，出步收手，弓步贯拳（图4-41）。

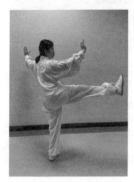 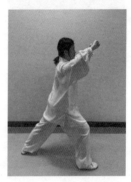

图4-40 右蹬脚   图4-41 双峰贯耳

15. 转身左蹬脚

后坐扣脚，左转展手，回体重合抱提膝，分手蹬脚（图4-42）。

16. 左下势独立

收脚勾手，蹲身仆步，穿掌下势，撇脚弓腿，扣脚转身，提膝挑掌（图4-43）。

17. 右下势独立

落脚左转勾手，蹲身仆步，穿掌下势，撇脚弓腿，扣脚转身，提膝挑掌（图4-44）。

18．左右穿梭

落步落手，跟步抱球，右转出步，弓步推架，后坐落手，跟步抱球，左转出步，弓步推架（图4-45）。

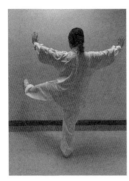

图4-42　转身左蹬脚

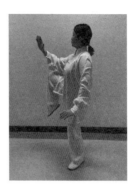

图4-43　左下势独立

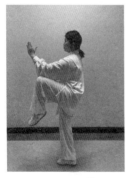

图4-44　右下势独立

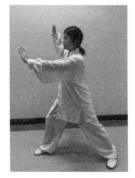

图4-45　左右穿梭

19．海底针

跟步落手，后坐提手，虚步插掌（图4-46）。

20．闪通臂

收脚举臂，出步翻掌，弓步推架（图4-47）。

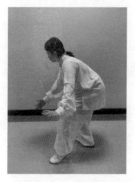 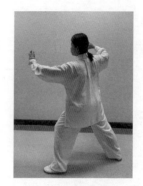

图4-46　海底针　　　　　　图4-47　闪通臂

21. 转身搬拦捶

后坐扣脚右转摆掌，收脚握拳，垫步搬捶，跟步旋臂，出步裹拳拦掌，弓步打拳（图4-48）。

22. 如封似闭

穿臂翻掌，后坐收掌，弓步推掌（图4-49）。

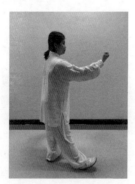 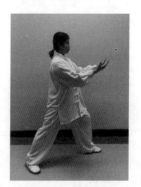

图4-48　转身搬拦捶　　　图4-49　如封似闭

23. 十字手

后坐扣脚，右转撇脚分手，移重心扣脚划弧（图4-50）。

24．收势

收脚合抱，旋臂分手，下落收势（图4-51）。

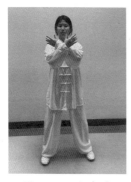
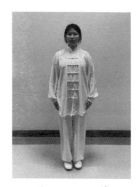

图4-50　十字手　　　　　图4-51　收势

（四）肺力操

肺力操是一套可在病毒性呼吸道感染居家隔离期间利用有限的空间操练的防疫操。该操运用中医学理论，通过揉经络、按摩相关穴位等运动，以宣肺利气、安神定志、调畅气血，旨在科学锻炼身体，提高免疫力。

第一节

伸出左手平举，大拇指朝上，用右手从左肩部开始，轻揉肺经，整个肺经会发热，右手做法相同，左右各30秒（图4-52）。

第二节

两手掌掌心对齐，大拇指朝上，双臂拉开从前往后夹，夹住肩胛骨尽量往后靠夹30秒（图4-53）。

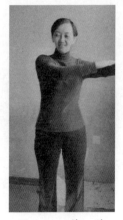 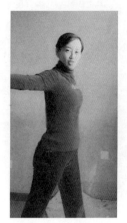

图4-52　第一节　　　　　图4-53　第二节

第三节

扩胸后两手向前回复，握紧手掌，低头，后背往前延伸，保持30秒（图4-54）。

第四节

两脚分开，双手掌心相对，十指交叉翻手掌朝天，往上延伸，两手臂紧靠耳朵，使劲往上延伸30秒（图4-55）。

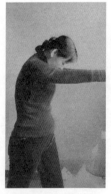 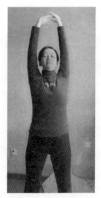

图4-54　第三节　　　　　图4-55　第四节

第五节

放松肩膀，左右两边来回耸肩，放松30秒。

（五）瑜伽

瑜伽运用古老而易于掌握的技巧，使人们的生理、心理、情感等各个方面得到改善，是一种让身体、心灵与精神达到和谐统一的运动方式，包括调身的体位法、调息的呼吸法、调心的冥想法等。哈佛大学附属麻省总医院进行身心医学研究的瑜伽训练课程教练劳拉·马洛伊说："瑜伽的姿势有助于减轻肌肉紧张并增加弹性和力量。通过负重姿势可以帮助骨骼增大强度，也能帮助改善平衡的姿势。瑜伽有助于减轻压力，改善你的睡眠，并在衰老过程中帮助你更容易地感知你的身体。"[10]如今，瑜伽教学已发展为成熟的商业消费品类，其种类和动作十分丰富，这里不加赘述。

三、耳穴贴压

早在2000多年前，中医就已经意识到耳与经络之间的密切关系。《黄帝内经》中说道："耳者，宗脉之所聚也。"可见耳在调理经气中的重要性。耳廓是外耳的一部分，上面分布着很多耳穴。1957年法国医学博士诺吉尔（P. Nogier）发表了形如胚胎倒影的较为完整的耳穴图，并记载了40多个耳穴。近年来，应用耳廓视诊、耳穴治病取得了空前的进展，广泛应用于内、外、妇、儿等临床各科的疾病治疗之中。常用的操作手法有耳穴针刺法、埋针法、贴压法、放血法、艾灸法、按摩法等。其中耳穴贴压法具有简便廉验、易于掌握、不良反应少等特点。

耳穴贴压法，又称耳穴压豆法，是使用细小的王不留行贴于耳廓上的穴位或反应点，用手指按压刺激，通过经络传导，达到防治疾病目的的一种操作方法。它方便有效，是一种非常适合居家学习使用的养生调理方法，用于睡眠障碍、打嗝、乳房胀痛等病症往往有立竿见影的疗效。

（一）耳穴贴压的基本知识

耳廓表面解剖如图4-56所示。

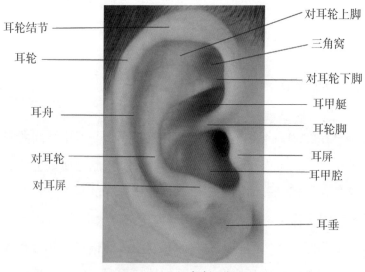

图4-56　耳廓表面解剖

耳穴的分布有一定规律，耳廓如同一倒置的胎儿，头部朝下，臀部朝上，脸朝前。

　　（1）耳垂、对耳屏——对应头面部。

　　（2）耳舟——对应上肢。

　　（3）对耳轮——对应躯干、下肢。

　　（4）耳甲——对应内脏，耳甲艇——对应腹腔脏器，耳甲腔——对应胸腔脏器。

　　（5）消化道穴位呈环形排列在耳轮脚周围。

　　详见图4-57。

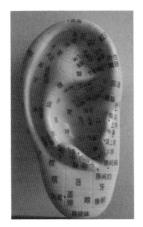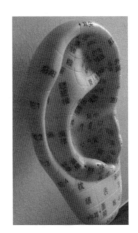

图4-57　耳穴分布模型图

（二）病毒性呼吸道感染常用耳穴

　　一般来说根据患者的具体情况每次选用主穴2~3个，配穴1~2个，共3~5个穴位即可，提倡少而精。

1. 常用主穴

肺

定位：在耳甲腔内，心区与气管的周围处。

功能：止咳平喘，行气活血，祛风止痒，利水通便。

主治：呼吸系统疾病，如伤风感冒、鼻炎、咽喉炎、急慢性支气管炎、哮喘、咳嗽、胸痛，以及过敏性疾病等。

气管

定位：在耳甲腔内，心区与外耳门之间。

功能：宣肺止咳平喘。

主治：气管炎、支气管炎、哮喘等。

肾上腺

定位：在耳屏下部隆起的尖端。

功能：抗过敏，抗休克，抗感染，抗风湿，止咳平喘，兴奋呼吸中枢，消炎消肿。

主治：咳嗽、哮喘、过敏性皮肤病、高血压、不明原因发热等。

2. 常用配穴

咽喉

定位：耳屏内侧面上1/2处。

功能：宣肺利咽。

主治：咽炎、扁桃体炎、声音嘶哑。

配伍适应证：伴咽痛、咽部不适或声音嘶哑。

大肠

定位：耳轮脚上方的前部。

功能：传导糟粕，止咳通便，清热祛风。

主治：肠炎、腹泻、便秘、大便失禁，咳嗽、气喘实证，皮肤瘙痒、痤疮等。

配伍适应证：咳嗽伴大便不畅。

神门

定位：在三角窝后1/3的上部。

功能：镇静安神，解痉止痛，消炎止痒，抗过敏，降血压等。

主治：神经衰弱、失眠多梦、过敏性疾病、高血压等。

配伍适应证：咳嗽剧烈，影响睡眠。

风溪

定位：在耳舟上，指、腕二穴之间。

功能：活血祛风，止痒，止咳平喘，有良好的抗过敏作用。

主治：各种过敏性疾病及皮肤瘙痒症。

配伍适应证：有皮肤瘙痒、过敏或咽痒、怕风等风邪致病症状。

脾

定位：在耳甲腔的后上部。

功能：运化水谷，健脾补气，统血生肌。

主治：消化不良、脾胃疾病，出血性疾病，肌肉萎缩，水肿，内脏下垂。

配伍适应证：痰多、脾虚。

三焦

定位：在耳甲腔底部，肺与内分泌穴位之间。

功能：有调节五脏六腑功能及通利水道的作用。

主治：各种湿证，上肢痹病，耳鸣、耳聋等。

配伍适应证：痰多或舌苔厚腻等湿证。

（三）操作方法

1. 操作前准备

（1）排除禁忌证。严重器质性疾病患者不适合应用；耳朵有明显病变或炎症，如冻疮破溃、感染、溃疡、湿疹等不适合应用；年老体弱、有习惯性流产的孕妇不宜应用；妇女妊娠期也应慎用，尤其不宜使用子宫、卵巢、内分泌、肾等穴位。

（2）评估患者状态。患者过于饥饿、疲劳、精神紧张时，不宜立即进行操作。

（3）评估耳廓的皮肤情况。查看有无红疹、脱屑、丘疹、充血、硬结、色素沉着等变形、变色点，这些均为阳性反应点，如压之有酸麻刺痛感，往往提示这些部位对应的脏腑器官患有不同程度的疾病。

（4）注意受术者对痛感、热感的耐受性，有无胶布过敏和酒精过敏。

2. 准备

（1）材料：75%酒精、棉签、耳穴贴（多用王不留行胶布）、耳穴探棒、镊子、耳穴模型。

（2）协助受术者选择安全舒适的体位，多选坐位。

3．操作步骤

（1）清洁。操作者洗手，用酒精擦干净受术者双耳。

（2）定穴。操作者一手持耳轮，观察有无异常，另一手持探棒在选区内找敏感点，相应耳穴的区域内出现明显酸麻胀痛的地方即为敏感点，用探棒稍按压做标记。

（3）贴压。用镊子取王不留行胶布，对准已定位的耳穴贴紧并稍加压力，使受术者耳朵感到酸麻胀痛或发热。贴后受术者每天自行用手指按压，每次按压约30下，勿持续按压超过1分钟。

（4）观察。操作后观察所贴穴位是否牢固，不牢固的穴位宜重新贴。注意受术者有无不适。

（5）核对整理。核对穴位是否准确无误，清理所使用物品。

4．注意事项

（1）耳穴贴压后一般每次保持3~7天，夏天出汗多，一般不超过3天，以防胶布潮湿或皮肤感染。

（2）自行按压时，每穴每次按压至少30下，持续按压时间不能超过1分钟，以免局部缺血。按压时切勿揉搓，以免擦破皮肤造成感染。按压有效的表现为局部酸、麻、胀、痛、灼热感。

（3）耳穴贴后可以正常洗头，勿搓洗耳部即可，可用毛巾轻压干耳朵上的水分。若注意防水，胶布贴力会持续较久。

（4）注意观察有无胶布过敏情况，过敏者局部皮肤发红发痒，此时应缩短贴压时间，也可以两只耳朵交替贴，并加压肾上腺和风溪穴以抗过敏。

（5）注意观察局部皮肤有无感染，如有应及时去除胶布，中止治疗，局部肿胀或表皮溃烂者可涂擦安尔碘消毒，感染严重或自行消毒未见好转者应及时到医院就诊。

四、熏洗法

熏洗法是指用药物煎汤，趁热熏蒸、淋洗的一种治法。中药熏蒸疗法又称"汽浴疗法"，可以起到疏通气血、活血化瘀、祛风寒湿邪的功效，是一种有效的外治方法，这种方法先秦时就有记载。中药熏蒸有热、药双重作用，其机制是皮肤在热效应的刺激下，毛细血管扩张，血液循环和淋巴循环加快，从而使周围组织的营养状况得以改善，机体气血畅通，代谢平衡。热是"风、寒、湿"的克星。通过熏蒸，药蒸汽渗透入皮肤，经皮肤的转运、吸收，可舒筋活络，行气止痛，还可减少口服药物对胃肠的损伤。

（一）沐足

方一：单纯温热水泡足，每天睡前1次，长期坚持。

方二：使用艾叶或花椒煎水，然后加温水适量，泡足

15～30分钟，以额头微微出汗为度。

方三：艾叶50克、青蒿50克、生姜50克（切片）、苍术30克，水4000～5000毫升，烧开后转小火煮15分钟，待水温降至45℃左右，浸泡足部，每次15～30分钟，沐足水温不要低于35℃。

方四：杜仲30～45克、川续断30～45克、当归15～20克、炙黄芪30～45克、藿香15～30克、生姜15～20克，加水10升，水煮40分钟。取5升药汁，加冷水调至水温合适足浴，并不断加药汁，泡脚15～30分钟。（如用自加热足浴盆可将全部药汁一次性加入）

方五：艾叶50克、生姜150克（打碎），煮水，于晚上泡脚15～30分钟。

方六：紫苏叶20克、红花10克、干姜10克，加水500毫升，煎煮10分钟；再加水适量，沐足15～30分钟，隔天1次。

（二）沐浴

1. 古法

清代刘奎在《松峰说疫·卷之五·诸方·避瘟方》中记载："于谷雨以后，用川芎、炒苍术、白芷、零陵香各等分，煎水沐浴三次，以泄其汗，汗出臭者无病。"春节多湿，用此方洗浴可以起到芳香祛湿的作用。建议用法：川芎10克、苍术10克、白芷10克、零陵香10克，煮水，用于洗浴身体，每日1次，连续3日。

2. 现代法

对于日常有外出执勤任务，可能会接触疫气者，下班回家后，可以用热水洗浴，洗浴过程中，注意要水温足够、时长足够。可以构建一个家庭卫生间内的小型桑拿房，边洗浴，边蒸蒸汽。方法：准备两个小电热水壶，在卫生间洗浴间内打开壶盖煮开水，煮水过程中会有大量热蒸汽形成，如果卫生间密闭条件好的话，就可以形成家庭小型桑拿房效果，建议洗浴时间20~30分钟，洗浴后及时更换干净的衣物。

（三）粉身法

晋代葛洪的《肘后备急方》记载了赤散方，可治瘴气疫疠温毒："牡丹五分，皂荚五分炙之，细辛、干姜、附子各三分，肉桂二分，真珠四分，踯躅四分，捣，筛为散……晨夜行，及视病，亦宜少许以纳粉，粉身佳。"该方以各种祛邪辟秽药物组成，外粉周身可以抵御时行邪气。此方法类似于给婴儿洗浴后扑爽身粉的做法：将牡丹皮10克、皂荚10克、细辛6克、干姜6克、淡附片6克、肉桂4克、珍珠粉8克、闹羊花8克一起打粉，出浴时粉身用。

（四）外用洗手方

在选择洗手产品的时候，肥皂就可以有效清洗掉手上的细菌，但注意一定要用流动的水洗手，不要用盆装水洗手。

另外，肥皂用完要用流水冲一冲，防止交叉感染。

根据《肘后备急方》中黄连解毒汤及《医宗金鉴》中二矾散的功效及药理作用，专家拟出针对性的中药洗手方：黄芩10克、黄连10克、大黄30克、虎杖30克、贯众30克、苦参30克、白矾30克。以上七味，白矾研末备用，其余六味加水3000毫升，煎煮，溶液浓缩至2000毫升加白矾粉末，按千分之二的比例加入酒精（医用酒精）搅拌均匀，过滤，分装，即得。用法用量：先净手后取本品适量涂抹于皮肤表面揉搓2~3分钟。有效期：20℃以下可保存3天，加防腐剂苯甲酸钠2克的情况下可保存3~6个月。

五、灸法

灸法是指利用艾叶等燃烧材料熏灼或温熨体表特定部位，以调整经络脏腑功能，使人体气血阴阳恢复平衡，从而防治疾病的一种方法。灸法与针法合称针灸，灸法在针灸学中占有非常重要的地位。《灵枢·官能》曰："针所不为，灸之所宜。"《医学入门》曰："凡药之不及，针之不到，必须灸之。"施灸的材料很多，但以艾叶为主，陈艾最佳，艾叶辛温芳香、易燃、慢燃，火力温和，具有较强的渗透力、穿透力。

灸法有温经散寒、扶阳固脱、扶正祛邪、散瘀消结、散毒化湿和防病保健的作用。艾灸用于防治瘟疫、病毒性呼吸道感染由来已久。如《太乙离火感应神针》中提到，灸气海穴可治疗"山岚瘴疠"[11]；孙思邈在《千金翼方》中记载了化脓灸预防温疫的方法，同时，他对足三里的认识独具匠心，认为"一切病皆灸三里三壮"[12-13]。明代李时珍在《本草纲目》中指出艾叶"生温熟热，纯阳也，灸之则透诸经，而治百种病邪"，同时，艾灸可以扶养正气，全面提高机体的抗病、愈病能力。

现代研究表明，艾叶具有很强的抗菌抗病毒作用，能抑制和杀伤多种细菌和病毒，对呼吸系统疾病疗效尤为突出[14-15]。日本政府曾把灸法作为肺结核的主要防治措施，开展了一系列灸法运动，使结核病得到了有效的防控，降低了医疗成本[16]。中国中医研究院田从豁教授观察了154例在抗生素治疗前提下，体温在38.5℃以上的患者，其中加灸组经过灸大椎、曲池，48小时内平均体温降至37℃以下，与单纯使用抗生素的对照组比较有显著性差异，动物实验也同样表明艾灸有解热作用[17]。王寅采用包括灸法在内的中西医结合方法治疗非典，45名患者中，病危、病重的患者均转为普通型患者，最终痊愈出院。他认为灸法具有保健强身、提高机体免疫力的作用，在非典治疗时，无论虚实寒热均可使用[18]。可见，灸法能提高免疫调节功能，增强抗病能力，预防疾病的发生，艾灸治疗病毒性呼吸道感染有着理论和实践依据。

临床上常用的灸法有艾条灸、艾炷灸、温针灸、雷火灸、天灸等，但在家庭中使用较为方便的是艾条灸，下面介绍艾条灸的操作方法，以及防治病毒性呼吸道感染的常用穴位。

（一）操作前准备[19]

1. 评估

（1）排除禁忌证：患者体质过于虚弱、极度疲倦、空腹或对灸法恐惧均不适合使用灸法。一般来说，实热证、阴虚阳亢不宜使用灸法或者在医生指导下使用。血管表浅部、颜面部、孕妇腰腹部或有破损、溃疡的皮肤局部不适宜施灸。

（2）注意受术者的热敏感和耐受程度、有无感觉迟钝或障碍，以免烫伤。

（3）保持环境清洁、安静、光线充足，通风良好，室温合适，注意受术者不能吹风受凉。

2. 准备

（1）准备好艾条、打火机、酒精灯、装有少量水的陶瓷碗或金属碗，备好浴巾。

（2）协助受术者选择安全舒适的体位，一般是卧位或俯卧位。

（二）操作步骤

以下三种艾条灸法，可单用，可混合使用，一般可灸20~30分钟，每天1次。

1. 温和灸

将艾条的一端点燃，对准应灸的穴位或患处，距离皮肤

2~3厘米进行熏烤，以局部有温热感而无灼痛感为宜，一般每处灸5~10分钟，以皮肤出现红晕，又不致灼伤皮肤为度。施灸时，操作者可以将自己的中指、食指置于施灸部位两侧，根据手指的感觉来测知受术者局部的受热程度，以便于调节施灸距离，避免烫伤。

2. 雀啄灸

施灸时，灸条点燃的一端与施灸部位的皮肤不固定在一定距离，而是像鸟啄食一样，一上一下或一左一右活动着施灸。

3. 回旋灸

施灸时艾条点燃的一端与施灸部位的皮肤保持一定距离，但不固定，而是向左右方向移动或反复旋转着施灸。

施灸过程中，要随时询问受术者有无灼痛感，及时调整施灸距离并弹去艾灰，防止烧伤。对于小儿和皮肤感觉迟钝的人，应注意观察，防止局部烫伤。施灸完毕，彻底熄灭艾条，压入陶瓷或不锈钢碗（或小口瓶）内，或加入少量水，确保熄灭，以防复燃。操作结束后，清洁受术者局部皮肤，整理好衣服，冬天时可加盖浴巾。

（三）注意事项

（1）施灸顺序一般是先灸上部，后灸下部；先灸阳部（腰背颈项及四肢外侧），再灸阴部（胸腹及四肢内侧）。

（2）施灸时穴位要准确，灸穴不宜过多，要保证热力充足，火力均匀。

（3）受术者要注意保暖，勿直接吹风，以免受凉，半小时内勿洗澡及碰冷水。

（4）受术者灸后可喝适量温开水，注意静养，戒色欲，勿劳累，保持心情舒畅，清淡饮食。

（5）艾灸属于温热疗法，故临床上多用于虚证、寒证、湿证，古代文献中虽有不少热证可灸的论述，但热证艾灸应在医生指导下进行。

（四）常见不良反应及处理

1. 晕灸

施灸过程中，如受术者突然出现头晕眼花、恶心、心慌汗出、面色苍白、脉细肢冷、血压下降，甚至晕厥等症状，即为晕灸。一般少见，但一旦发生，应立即停止施灸，协助受术者去枕平躺或取头低足高位，保持室内空气流通，轻者给予温开水或温糖水（糖尿病者慎用糖水），静卧片刻即可恢复；重者在上述处理后，可指掐或针刺人中、合谷、内关、足三里。经上述处理绝大部分患者可缓解，若仍不缓解，应呼叫120配合其他抢救措施。对于初灸者或体弱的患者，熏灸时间宜短，不可刺激量过大。

2. 皮肤出现水疱

施灸后，局部皮肤出现微红灼热，属正常现象。如因施灸时间过长，局部出现小水疱也不必惊慌，可用酒精消毒后外涂烫伤膏，切记不要擦破，可任其自然吸收。如水疱较大，可用无菌针头挑破，挤出水液，再涂以安尔碘皮肤消毒液，用无菌纱布覆盖，保持局部干燥，防止感染，一般1周后可痊愈。

（五）防治病毒性呼吸道感染的常用艾灸穴位

1. 预防性保健穴位

中医认为"正气存内，邪不可干"，因此，在预防性保健穴位中，多选用可以提高免疫力和预防疫疠之邪的穴位，如足三里、气海、关元、神阙等。患者为寒湿之证时，可尝试艾灸神阙、关元、气海、胃脘、足三里等穴，以温阳散寒除湿，调理脾胃，提高免疫力。

（1）足三里定位：外膝眼下3寸，胫骨前嵴外一横指（中指）处（图4-58）。

（注：四横指为3寸，即受术者本人食指、中指、无名指、小指并拢，以中指中节横纹处为准，四指横量作为3寸。详见图4-59。）

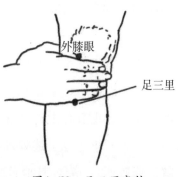

图4-58　足三里定位

（2）关元定位：脐中下3寸，前正中线上（图4-60）。

（3）气海定位：脐中下1.5寸，前正中线上。

（4）神阙定位：肚脐（图4-61）。

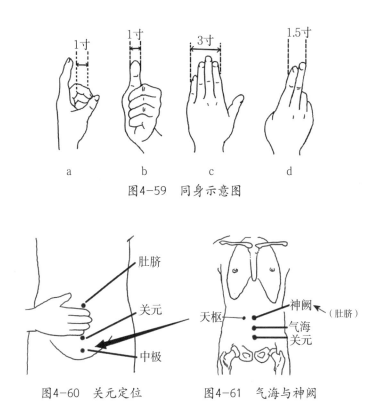

图4-59　同身示意图

图4-60　关元定位　　图4-61　气海与神阙

2. 治疗性穴位

　　病毒性呼吸道感染主要表现为发热恶寒，鼻塞流涕，咳嗽，咽痒或咽痛，可伴头痛、颈项强痛等，多属中医太阳病范畴，病位在肺，故治疗上根据辨证多以祛风解表、散寒或泻热解毒、宣肺化痰等为主要治法，穴位选择方面多选肺经、大肠经、膀胱经的穴位进行加减化裁。下面主要介绍祛风解表、宣肺退热、化痰除湿的常用穴位。

（1）祛风解表的穴位。

风池：在项部，当枕骨之下，与风府（后发际正中上1寸）相平，胸锁乳突肌与斜方肌上端之间的凹陷处（图4-62）。（注：受术者拇指的指间关节宽度为1寸）

风门：在背部，当第二胸椎棘突下（大椎穴后2个棘突下），旁开1.5寸（图4-63）。（注：肩胛骨内缘至后正中线为3寸）

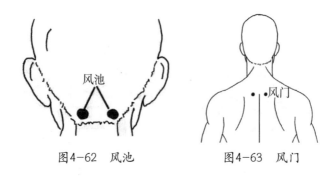

图4-62　风池　　　　　图4-63　风门

合谷：在手背，第一、二掌骨间，当第二掌骨桡侧的中点处（图4-64）。

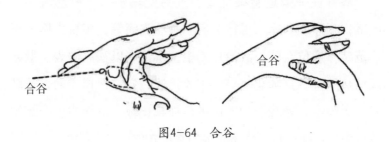

图4-64　合谷

（2）宣肺泻热、调节呼吸功能的穴位。

大椎：后正中线上，第七颈椎棘突下凹陷处（图4-65、图4-66）。

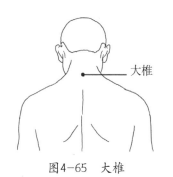
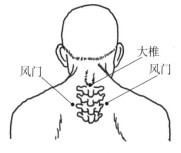

图4-65　大椎　　　　　图4-66　风门与大椎的位置关系

合谷：在手背，第一、二掌骨间，当第二掌骨桡侧的中点处。

肺俞：在背部，当第三胸椎棘突下，旁开1.5寸（图4-67）。

曲池：在肘横纹外侧端，尺泽与肱骨外上髁连线中点；屈肘90度时，肘横纹外侧端外凹陷处（图4-68）。

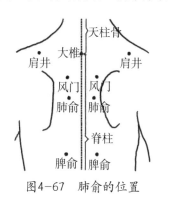
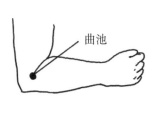

图4-67　肺俞的位置　　　　图4-68　曲池

（3）化痰祛湿的穴位。

丰隆：在小腿的外侧，外踝尖上8寸，距胫骨前缘二横指（中指），为祛痰要穴（图4-69）。

三阴交：在小腿内侧，当足内踝尖（高点）上3寸，胫骨内侧缘后方（图4-70）。

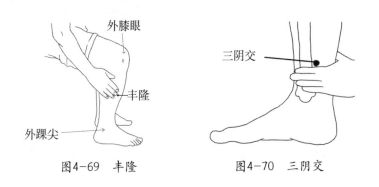

图4-69　丰隆　　　　　　　图4-70　三阴交

足三里：犊鼻穴（外膝眼）下3寸，胫骨前嵴外一横指（中指）处。

在疾病治疗过程中，中医强调扶正祛邪，正虚邪实者常联合上述预防保健穴位一起进行治疗。但选穴宜精不宜多，在主穴基础上选择相似作用的穴位1~2个即可，并随证加减。

六、推拿

推拿，又称按摩，它历史悠久，早在《汉书·艺文志》《周礼》《史记》中就有按摩治疗疾病的记载。推拿是以一定手法作用于患者体表的特定部位或穴位来治病的一种疗法，具有疏通经络、滑利关节、舒筋整复、活血祛瘀、调整脏腑气血、增强人体抗病能力等作用。手法要持久、有力、均匀、柔和，达到"深透"。推拿可分为成人推拿和小儿推拿。下面将介绍家庭中简单易学的预防病毒性呼吸道感染的成人推拿手法及部分易学易用的小儿推拿手法。

（一）成人推拿预防病毒性呼吸道感染

1. 敲打或揉搓双侧肺经

肺主呼吸，病毒性呼吸道感染可刺激体表四肢的肺经经脉，起到激活肺气、卫气顾护体表，减少病毒感染的作用。肺经体表循行路线位于两侧上肢内侧前缘（图4-71）。

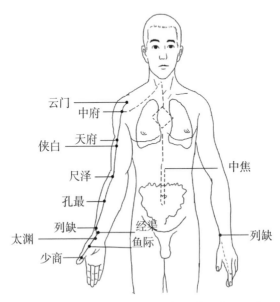

图4-71　手太阴肺经循行路线图（从上至下）

（1）敲打肺经。手握空心拳从上到下依次敲打双侧肺经，即从胸膛到肩膀之间的区域开始，沿上肢内侧前缘至手腕部进行敲打，最后用拇指揉搓手掌面鱼际至少商。敲打力度中等，以肩部微微震动为宜。反复敲打同一侧肺经后再揉搓。每次每侧操作约2分钟，每天2～3次。

（2）揉搓肺经。以一手掌跟或鱼际从上至下揉搓另一手臂的肺经，至局部皮肤发热。每次每侧揉搓约2分钟，每天2～3次。

2. 敲打双侧大肠经

肺与大肠相表里，因此在敲打揉搓双侧肺经基础上敲打双侧大肠经，也有助于顾护体表卫气。大肠经体表循行路线位于两侧上肢外侧前缘（图4-72），敲打方法同上。可从下往上顺经叩击。如果同时兼有大便不畅、便秘，可从上往下逆经叩击，以助通便。

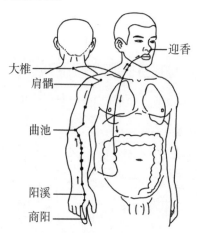

图4-72　手阳明大肠经循行路线图（从下往上）

3. 穴位按摩

穴位按摩多选用"按揉法",即用手指指端或指腹稍用力按压并吸定在体表一定部位或穴位上,带动皮下组织做环旋、上下、左右的揉动。按揉时可徒手按摩,亦可用万花油、BB油、按摩油、麻油等作为介质,以润滑保护皮肤,加强手法作用,提高治疗效果。每穴按摩100～300次,保健时按摩100次左右即可,用于驱散外邪时,力度可稍大,频率可稍快。按摩时患者有酸麻胀重的得气感提示力度与位置适宜。本文介绍几个常用的疏风宣肺穴位,在呼吸道传染性疾病流行期间按摩,有预防保健的作用。通常选取3～4个穴位进行按摩,如迎香、合谷、风池、曲池等,同时可以按摩足三里、关元等穴以扶助正气(穴位见前图)。

迎香

定位:鼻翼外缘中点旁,当鼻唇沟中。

主治:鼻塞流涕、鼻痒等鼻部疾病。

曲池

定位:在肘横纹外侧端,伸肘时当尺泽与肱骨外上髁连线中点。屈肘90度时肘横纹外侧端外凹陷处。

主治:发热、咽喉肿痛、目赤痛、齿痛、荨麻疹、痤疮等。

合谷

定位:在手背,第一、二掌骨间,第二掌骨桡侧的中点处。

主治:头面部病变、发热、怕风寒、咽喉肿痛、头痛、皮肤疾病等。

风池

定位：在项部，当枕骨之下，与风府（后发际正中上1寸）相平，胸锁乳突肌与斜方肌上端之间的凹陷处。

主治：感冒发热、头痛、颈项痛、眩晕、五官疾病等，为祛风要穴。

太阳

定位：在头部，眉梢与目外眦之间，向后约1横指的凹陷处。（图4-73）

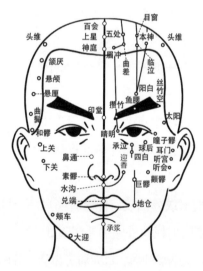

图4-73　头面部常用穴位

主治：头痛、眼部病变。

大椎

定位：后正中线上，第七颈椎棘突下凹陷处。

主治：外感热病、咳嗽、气喘、头颈痛等。

（二）小儿推拿治疗病毒性呼吸道感染

小儿脏腑娇嫩，形气未充，生机蓬勃，发育迅速，同时抵抗力差，容易发病，病情变化快，又易于康复，基于这些特点，在推拿治疗上与成人推拿有所不同。其手法特别强调轻快柔和，平稳着实。穴位方面多数为小儿所特有，并主要分布在头面部和两肘以下。小儿患病毒性呼吸道感染较为常见，常用的推拿手法以解表（推攒竹、推坎宫、推太阳、拿风池等）、清热（清天河水、退六腑、推脊等）为多，下面主要介绍针对病毒性呼吸道感染的几种穴位推拿方法。

具有解表作用的穴位推拿

（1）头面部：①推攒竹；②推坎宫；③推太阳；④揉耳后高骨；⑤拿风池；⑥揉迎香。①～⑤常用于感冒推拿，鼻塞流涕可加⑥。

推攒竹（图4-74）

穴位：攒竹，位于两眉中间至前发际成一直线，又称"天门"。

操作：两拇指自下而上交替直推，称推攒竹。

次数：30～50次。

主治：发热，感冒头痛，精神不振。

推坎宫（图4-75）

穴位：坎宫，自眉头起沿眉向眉梢成一横线。

操作：两拇指自眉心向眉梢稍作分推，称推坎宫。

次数：30~50次。

主治：感冒发热，头痛，目赤痛，发热抽搐。

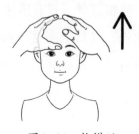 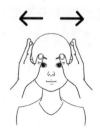

图4-74　推攒竹　　　　　图4-75　推坎宫

推太阳（图4-76）

穴位：太阳，位于眉后凹陷处。

操作：两拇指桡侧自前向后直推，称推太阳。

次数：30~50次。

主治：感冒发热，头痛，发热抽搐，目赤痛。

揉耳后高骨（图4-77）

穴位：耳后高骨，位于耳后入发际高骨下凹陷中。

操作：两拇指或中指端揉，称揉耳后高骨。

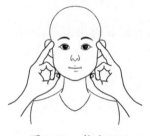 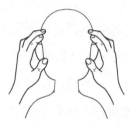

图4-76　推太阳　　　　　图4-77　揉耳后高骨

次数：30～50次。

主治：头痛，发热抽搐，烦躁不安。

拿风池

穴位：风池，在项部，当枕骨之下，与风府（后发际正中上1寸）相平，胸锁乳突肌与斜方肌上端之间的凹陷处。

操作：用大拇指和食指相对用力，在风池处进行节律性的提捏（捏而提起），用力由轻而重，缓和而有连贯性，不可突然用力。

次数：5～10次。

主治：感冒，头痛，发热，颈项强痛。本法发汗效果显著，配合推攒竹、掐揉二扇门等，发汗解表之力更强。

揉迎香

穴位：迎香，鼻翼外缘中点旁，与鼻唇沟相交处。

操作：用食、中二指按揉，称揉迎香。

次数：20～30次。

主治：鼻塞流涕。

（2）颈背部：①揉大椎；②推、刮天柱骨；③揉、推肺俞。退热可用①～②，咳嗽胸闷痰鸣可用③。

揉大椎

穴位：大椎，后正中线上，第七颈椎棘突下凹陷处。

操作：中指端揉，称揉大椎。

次数：20～30次。

主治：发热，咳嗽，颈项痛。

推、刮天柱骨（图4-78）

穴位：天柱骨，颈后发际正中至大椎穴成一直线。

操作：用拇指或食、中二指自上而下直推，称推天柱骨；或用汤匙边蘸温水或葱姜水自上向下刮，称刮天柱骨。

次数：推50～100次，或刮至皮肤轻度瘀血。

主治：发热，抽搐，咽痛，颈项强痛。

揉、推肺俞（图4-79）

穴位：肺俞，在背部，当第三胸椎棘突下，旁开1.5寸。

操作：用两拇指或食、中两指端揉，称揉肺俞；两拇指分别自肩胛骨内缘从上向下推动，称推肺俞或分推肩胛骨（图4-80）。

次数：揉50～100次，或推100～300次。

主治：喘咳，痰鸣，胸闷，胸痛，发热。

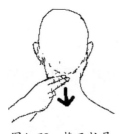 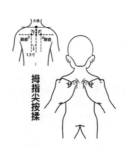 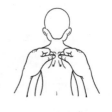

图4-78 推天柱骨　　图4-79 揉肺俞　　图4-80 分推肩胛骨

（3）上肢部：①推天河水；②退六腑；③掐、揉二扇门；④推肺经。清热退热可用①～③，宣肺补肺可用④。

推天河水（图4-81）

穴位：天河水，前臂正中，总筋（腕横纹中点）至曲泽（肘横纹中，肱二头肌腱的尺侧缘）。

操作：用食、中二指面自腕推向肘，称推天河水或清天河水；用食、中二指蘸水自总筋处，一起一落弹打如弹琴状，直至曲池，同时一面用口吹气随之，称打马过天河，清热之力大于清天河水。

次数：100～300次。

主治：外感发热，高热，内热，烦躁不安，口渴，抽搐。

退六腑（图4-82）

穴位：六腑，前臂尺侧，自阴池至肘成一直线。

操作：用拇指面或食、中二指面自肘推向腕，称退六腑或推六腑。

次数：100～300次。

主治：一切实热病证，如高热、烦渴、惊风、鹅口疮、咽痛、腮腺炎、便秘等。

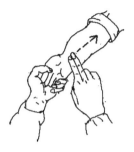

图4-81　清天河水

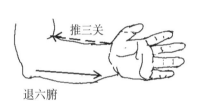

图4-82　退六腑

掐揉二扇门（图4-83）

穴位：二扇门，掌背中指根本节两侧凹陷处。

操作：用拇指甲掐，称掐二扇门；用拇指偏峰按揉，称揉二扇门。揉时要稍用力，速度宜快，多用于风寒外感。

次数：掐5次，或揉100~500次。

主治：感冒，发热，气喘。可发汗解表、退热平喘，是发汗效法。

推肺经

穴位：肺经，为无名指末节螺纹面。

操作：旋推为补，称补肺经；从指尖向指根方向直推为清肺经（图4-84）。补肺经和清肺经统称为推肺经。

次数：100~500次。

主治：感冒，发热，咳嗽，胸闷，气喘，虚汗。补肺经可补益肺气；清肺经能宣肺清热，疏风解表，化痰止咳。

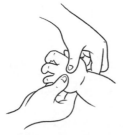

图4-83　掐揉二扇门

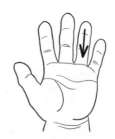

图4-84　清肺经

（4）结束手法。

按拿肩井

穴位：肩井，在大椎与肩峰连线的中点，肩部筋肉处

（图4-85）。

操作：用拇指与食、中二指对称用力提拿肩井，称拿肩井（图4-86）；用指端按其穴称按肩井。

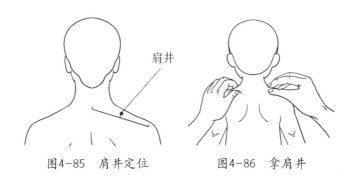

图4-85　肩井定位　　　　图4-86　拿肩井

次数：5次。

主治：感冒，惊厥，上肢抬举不利。多用于治疗结束后的总收法。

以上小儿推拿方法，根据病毒性呼吸道感染的症状可以灵活选择。如为单纯感冒，有怕风怕冷、头痛、打喷嚏、咽痒等症状，可选择推攒竹、推坎宫、推太阳、揉耳后高骨、拿风池；如伴有发热，可加清天河水（或打马过天河）、退六腑、掐揉二扇门、推刮天柱骨、揉大椎；伴咳嗽，可加清肺经、揉推肺俞；伴鼻塞流涕，可加揉迎香、推肺经；如平时易感冒、出汗等，多有肺虚或脾虚，可加入补肺经、补脾经、摩腹、捏脊等补虚扶正的按摩手法。

七、香囊

中国自古就有将中药材打粉制作香囊的习惯，电视剧中也常有佳人制作香囊赠予才子的描绘，中药香囊源自中医的"衣冠疗法"，它是利用芳香药物"通经走络、开窍透骨"的作用，经口鼻吸入和皮肤、经络穴位吸收，疏通脏腑经络体系，对人体进行整体调节，从而发挥辟秽化浊、防御疾病的功效。我国香囊的应用历史悠久，周代已有佩戴香囊的习俗，民间也有"戴个香草袋，不怕五虫害"之说。中医认为，佩戴香囊可以辟瘟除秽、驱蚊防虫防病。近年的研究显示，中药香囊能抑制病毒和细菌，对呼吸道感染有一定的预防作用[20-22]。香囊具有毒副作用少、价格低廉、制作简单、方便携带等优点。那么面对疫情，我们可以制作什么样的香囊来清新辟秽呢？

（一）预防病毒性呼吸道感染香囊常用药物与配方

1. 香囊常用药物

中药香囊配方繁多，功效各异。对于病毒性呼吸道感染，多使用辛香走窜、宣肺解表、行气祛湿之品，如艾叶、石菖蒲、苍术、白芷、香薷、荆芥、藿香、佩兰、雄黄、木香、沉香、降香、川芎、甘松、辛夷花、薄荷、砂仁、豆蔻、草果、高良姜、山奈、桂枝、陈皮、肉桂、吴茱萸、紫苏叶、菊花、桑叶、金银花、冰片、柴胡、羌活、鱼腥草、合欢花、青蒿等。

大数据统计筛选到的香囊方案中，使用频率最高的核心药物为藿香、艾叶、苍术、石菖蒲、白芷、佩兰、冰片，以芳香化湿药为主。由于地域和体质等因素的影响，病毒性呼吸道感染可有寒湿或湿热毒等不同表现。随着病情发展，易发展成"湿、热、毒、瘀、虚"，如出现口干口渴、咽痛、鼻涕或痰液色黄、尿黄、苔黄等热毒情况，可加入桑叶、菊花、金银花、薄荷等疏风清热解毒的药物；如出现胸闷、腹胀、痞闷不适等湿阻气机的情况，可加入草果、降香、沉香、甘松、紫苏叶、香附等芳香行气之药。因此，中药香囊建立在中医整体观与辨证论治的基础上，应因人、因时、因地制宜，灵活加减应用。

2. 香囊常用配方

（1）辟瘟囊：载于清代医家吴尚先的《理瀹骈文》。

药物组成：羌活5克、大黄5克、柴胡5克、苍术5克、细辛5克、吴茱萸5克。六药分入太阳、阳明、少阳、太阴、少阴、厥阴六经，六药配合，调畅人体气机升降出入，则湿、寒、热、瘀可散，即"大气一转，其气乃散"。

（2）香囊方：由国医大师周仲瑛教授拟定。

药物组成：藿香10克、草果10克、石菖蒲10克、艾叶10克、白芷10克、冰片5克。

（3）"外用方"香囊：由国医大师王琦院士拟定。

药物组成：藿香20克、制苍术20克、石菖蒲15克、草果

10克、艾叶10克、白芷12克、紫苏叶15克、贯众20克，可煮水用于室内熏蒸或按比例制成香囊。

（4）预防小儿反复呼吸道感染的香囊[23]：主要用于反复呼吸道感染的小儿。

药物组成：黄芪1克、苍术1克、白芷1克、藿香1克、佩兰1克、豆蔻1克、丁香1克、陈皮1克、冰片1克。

（5）成人预防感冒香囊[24]：主要用于防治成人感冒和鼻炎鼻塞。

药物组成：苍术、辛夷花、川芎、白芷、藿香、荆芥各8克。

（6）老年人预防上呼吸道感染香囊[25]。

药物组成：藿香10克、苍术10克、艾叶10克、肉桂10克、山奈10克。

（二）香囊的制作与使用方法

中药香囊的制作相对简单，按选定配方，把经过洁净和除杂质处理后的中药，放到烘箱或微波炉中60℃下烘烤片刻至干燥，将药物按比例混合粉碎成药粉，对于不能打粉的，处理成粗粒状，并包装成5～30克/袋的香囊袋剂装入布囊。一般5～10克/袋，白天佩戴在胸前，距离鼻子15厘米左右，晚上卸下放于枕边。30克或以上的可做大香囊，置于办公室、客厅、房间、门口以及车上。一般5～7天更换药物一次。已打粉但未装入香囊中使用的药物，应放密封袋内保存备用，以免辛香之气散失。

八、空气消毒

外用消毒的中药方中大多含艾叶，消毒方法主要包括喷洒、燃香和熏蒸等。艾叶之所以能杀菌，是因为艾叶燃烧释放出的艾烟含有桉油精、樟脑、桧脑等成分，现代医学研究表明，艾烟中的挥发油对多种致病细菌及病毒有抑制或杀灭作用。李时珍的故乡湖北是艾叶应用最广泛的地区，除湖北外，不少地区也有使用艾叶抵抗病毒的做法。但也要注意，超过一定浓度的艾烟可降低肺部细胞活性，产生不良反应，所以，屋子里熏艾的时间不宜过长，一般以30分钟为宜，即点燃艾叶，关闭门窗封闭半小时即可，之后打开门窗及时通风。

（一）喷洒

1. 消毒方1号

配方：艾叶30克、紫苏叶30克、苍术30克、石菖蒲30克、虎杖30克、贯众30克。

制备方法：以上六味，加5000毫升水煎煮二次，溶液浓缩至4000毫升，按千分之二的比例加入医用酒精搅拌均匀，即得。

用法用量：取本品适量，按1∶5的比例稀释后用喷雾器喷洒至需要消毒的空间及物体表面。

有效期：20℃以下可保存3天，在加防腐剂苯甲酸钠2克的情况下可保存3~6个月。

2. 消毒方2号

为西北大学筛选具有广谱抗菌作用或对病毒具抑制作用的金银花、连翘、黄芩、艾叶、黄柏、藿香等中药原料，结合现代制备工艺，开发出的具有消毒作用的中药喷雾剂。

（二）居室环境熏法

1. 食醋法

用食醋熏蒸消毒时，将食醋倒入耐腐蚀容器中，放在电热水壶中加热，使之气化。在温度15℃以上、相对湿度60%以上进行消毒时，每立方米空间用药液1克，熏蒸1小时。

2. 消毒方

（1）苍术10克、陈皮15克、白术10克、丁香10克、白芷10克、藿香15克、桂枝15克、香附10克、干姜10克、连翘10克、石菖蒲10克、金银花10克，以上药物像平时煮药一样煮沸，然后改为文火，用药气熏蒸，可以净化空气，比熏醋效果好。

（2）艾叶50克、苍术10克，置于铁盘内点燃，以其烟雾熏蒸室内1小时左右。艾叶与苍术的比例为5∶1时，具有预防时疫、祛除病毒、清除污秽、净化空气的作用。

（3）苍术50克、艾叶15克、薄荷5克，加入2500毫升水煮沸，熏蒸房屋，熏蒸面积20~50平方米，间断通风。

（4）菊花50克、罗汉果1个、甘草15克，加水煮沸，最后加醋一匙，放雾化器中雾化，或直接将药液放于室内，通过水蒸气弥散将中药成分带到空气中。

（5）苍术30克。或用板蓝根10克、石菖蒲10克、贯众10克、金银花15克，加水1000毫升，泡10分钟，小火慢煮30分钟，浓缩药液至150毫升。将药液加入洗净的家用空气加湿器中通电熏蒸，或者在锅中持续蒸煮挥发，每天1~2次。

（6）藿香30克、贯众30克、大青叶30克、防风20克、葛根30克、蒲公英20克、板蓝根30克，加水1000毫升煮沸，每日1剂，可熏蒸居室，也可熏洗口鼻，也可以制成香囊佩戴。

（三）居室环境熏燃

（1）熏燃1号方：苍术或艾条。按每100平方米用艾条1条或苍术15~30克，在室内燃烧、烟熏，烟熏2小时。

（2）熏燃2号方：黄芩10~30克、艾草10~30克、鱼腥草10~30克、茶树精油15~20克、柠檬10~20克、青蒿残渣粉100~200克、木炭粉50~100克、白胶粉50~100克。以上配方点燃烟熏，烟熏2小时。茶树精油和柠檬的气味清香，可提神醒脑，对人体无刺激。

（3）熏燃3号方：乳香3克、降香3克、苍术10克、细辛5克、川芎10克、甘草6克。此方为"辟瘟丹"，出自《太医院秘藏膏丹丸散方剂》："此药烧之能令瘟疫不染，空房内烧之可避秽气。"

（4）熏燃4号方：艾香或沉香。每天1次，每次熏30分钟。

（5）熏燃5号方：苍术30克、白芷20克、艾叶15克、山奈15克、藿香15克。以上药物打粉置于铁盘中，在房间或特定区域内点燃烟熏，每天1～2次。

九、其他外治法

（一）塞鼻法

塞鼻中药有芳香化浊避疫的功效，属于中药外治法范畴，简便易行，非常适合广大群众居家实施。

从明代开始，雄黄被用于涂抹防疫，同时也被用于塞鼻防疫。吴昆在《医方考》辟瘟法中说："凡觉天行时气，恐其相染……仍以雄黄豆许用绵裹之塞鼻一窍，男左女右用之。或用大蒜塞鼻，或用阿魏塞鼻，皆良。"

操作方法：雄黄5克，纳入一侧鼻腔之内；或大蒜切一小粒，置入鼻腔内。

（二）涂鼻法

取连花清瘟胶囊1粒，去胶囊皮，用少许香油将药末调成药膏，用棉棒蘸取涂于鼻腔。每日3～5次，连用3～7日。因连花清瘟胶囊含大黄，故孕妇忌用。

（三）取嚏法

1. 1号方

鹅不食草研细末与香油和匀，用卫生棉签蘸取少许抹鼻腔，每日2~3次，引起打喷嚏为正常反应。该方具有芳香辟秽、散寒解毒、宣通肺气的作用。

2. 2号方

配方：麻油、雄黄、苍术、黑豆、石菖蒲、艾叶。

制作方法：

（1）将苍术用水浸泡，每4小时换1次水，换水5~6次，再用米泔水浸泡40小时，再加入黑豆蒸60分钟，取出苍术脱水，粉碎成粉。

（2）将雄黄、石菖蒲、艾叶装入容器内密封5~6小时，取出雄黄粉碎成粉末状备用。

（3）将麻油、苍术粉、雄黄粉均匀混合，将其涂抹在嘴唇及鼻孔处。

（四）外用涂抹法

取适量药油涂抹在头颈、口鼻的穴位处，可缓解鼻塞、头痛、眩晕等症状，具有芳香辟秽、扶正祛邪、祛风解毒、提神醒脑之功效。如国家非物质文化遗产产品罗浮山百草油，内含金线风、飞天蠄蟧、一朵云、水芙蓉等岭南特色中草药成分，其所含的挥发性成分能调节人体免疫系统，刺激黏膜产生分泌型免疫球蛋白，改善口腔、鼻腔黏膜酸碱环境。在太阳、水沟（人中）、迎香等穴位涂抹该油并按摩片刻，可提高人体预防病毒感染的能力；将其涂抹在鼻子下方、洒在衣领或床头，可以帮助预防病毒感染；将其加入温水中洗浴能扩张毛孔，有一定的防感冒、增强免疫力的作用；将其加入水桶中用于拖地或喷洒于空气中，可净化环境，帮助杀菌、抑病毒。如意油、万金油、清凉油等也有类似功用。

（庞震苗　何婉婉　陈凯佳　鲁新华　陈俞景　刘子星　竺悦）

参考文献

[1] 华夏智能气功培训中心. 智能气功名词释义（简本）[M]. 北京：国际文化出版公司，1998：194-195.

[2] 鲁新华. 止息焦虑的正念冥想练习 [Z]. 云上三院方舱之声，2020.

[3] 王记生. 从中医角度谈传统健身方法：八段锦 [J]. 河南中医，2006（1）：81.

[4] 邓铁涛，白家祯，曾一玲. 八段锦：邓铁涛健康长寿之道 [M]. 广州：广东科技出版社，2004：11-25.

[5] 杨艳，朱方兴. 浅谈气功易筋经的健身作用 [J]. 中共太原市委党校学报，2016（5）：59-61.

［6］望开宇. 健身气功易筋经对大学生体质健康影响的研究［D］. 哈尔滨：哈尔滨体育学院，2019.

［7］茹凯. 松筋活血易筋经［M］. 长春：吉林科学技术出版社，2015.

［8］文德林，邓军文. 太极拳对于改善人体机能的研究综述［J］. 华夏教师，2019（16）：61-62.

［9］吴必强，许定国. 太极养生［M］. 重庆：重庆大学出版社，2008.

［10］谭玲希. 瑜伽对健康的益处［J］. 心血管病防治知识（科普版），2014（7）：62-63.

［11］刘立公，顾杰，杨韵华. 时病瘟疫的古代针灸治疗特点分析［J］. 上海针灸杂志，2004（3）：38-39.

［12］孙思邈. 千金翼方［M］. 太原：山西科学技术出版社，2010：611.

［13］周俊兵，夏有兵. 唐代医家孙思邈外用中药防疫方法对预防传染性非典型性肺炎的启示［J］. 中国临床康复，2003（27）：3772.

［14］周楣声，蔡胜朝，唐照亮，等. 灸法治疗流行性出血热再次临床观察［J］. 中国针灸，1990（3）：35-38.

［15］高学敏. 中药学［M］. 北京：中国中医药出版社，2002：307-308.

［16］黄涛，箱岛大昭，黄鑫. 解读日本历史上的"国民三里灸运动"［J］. 中国针灸，2004（10）：725-728.

[17] 田从豁，王寅. 灸法解热的临床观察和实验研究（附154例分析）[J]. 中医临床与保健，1989（3）：1-3.

[18] 王寅. 针灸治疗SARS的可行及不可行性分析[J]. 中国针灸，2003（8）：62-63.

[19] 陈佩仪. 中医护理学基础[M]. 2版. 北京：人民卫生出版社，2017：209-210.

[20] 陈华，贺贤丽，王进军. 中药香囊预防感冒临床作用研究进展[J]. 中国民族民间医药，2013，22（4）：45-46.

[21] 陈华，沈微，陈健，等. 香佩疗法预防上呼吸道感染效果观察[J]. 中华中医药学刊，2010，28（6）：1196-1198.

[22] 贺贤丽. 中药香囊干预社区居民感冒的疗效研究[D]. 武汉：湖北中医药大学，2013.

[23] 陈海燕，程勇，王岩. 中药香囊干预儿童反复呼吸道感染30例[J]. 福建中医药，2015，46（6）：66-67.

[24] 吕选民，常钰曼. 中药香囊的常用组分、功效、制作和防疫保健配方[J]. 中国乡村医药，2020，27（5）：54-56.

[25] 沈微，陈华. 香佩疗法预防老年人上呼吸道感染效果观察[J]. 中国民族民间医药，2010，19（2）：105-106.

第五章

三因制宜论治病毒性呼吸道感染

美国在2015年左右提出"精准医疗",其核心就是个体化治疗,主要从精准预防、精准治疗两个方面体现。个体化医疗模式体现了以人为本的医疗理念,这与中医数千年的个体化医疗有着共通之处。精准医疗是一种将个人基因、环境与生活习惯差异考虑在内的疾病预防与处置理念。美国前总统奥巴马说"要在正确的时间,给正确的人,以正确的治疗,而且次次如此",中医学的三因制宜也同样强调了这种思想。精准医学理念的实质就是以大样本、大数据为支撑,全面覆盖以个体为中心的基因数据、临床数据、环境数据、社会人文数据,通过对大数据的解读,明晰基因、环境、生活方式之间的相互作用关系,加深理解疾病发生发展的机制和规律。也就是说,医生诊断疾病不再基于单一的检查指标或者是症状体征,而转变为多方面、立体、动态的诊断模式,在共性的基础上寻找差异,从而使诊断更具价值、治疗更为精准。中医学的三因制宜与精准医学有大量类似的要素,三因制宜强调每个个体的体质、所处的地理环境、疾病发生的时间、疾病的病性和病位的不同,医者需要从多方面考虑而分别治疗,三因制宜的辩证思想正是现代精准医学的精髓。以预防为例,精准预防和治未病都重视个体差异,不同之处在于,精准预防是通过基因大数据对不同人群、不同疾病的高发性与易感性进行预防,而治未病则更多地着眼于个体的体质,考虑更多的是阴阳平衡。中医学是积淀千年的成果,精准医学是时代发展的必然产物,它们都是人类智慧的伟大结晶，虽各具特色，但也相通相容，面对人类重大突发传染病这类公共卫生事件，为保护更多易感人群，中西互通，洞见古今，求同存异，共同进步，相互学习借鉴才是最终战胜病毒的法宝，才能真正造福全人类。

一、中医治疗的时机

西医治疗病毒性呼吸道感染很重要的一步就是确定病原体，确定了病原体是什么，才能使用针对性的药物，在不清楚病原体前，无法从根本上解决问题，只能以缓和发热、咳嗽等症状的治疗为主，再经验性使用广谱抗病毒药物。经验性使用广谱抗病毒药物就像散弹打靶，难以击中靶心。要想确认新型疾病的病原体并不容易，即便确定了病原体，想要研究出有针对性、疗效确切、起效快的药物也并不容易。

中医与西医的治疗思路不同，它并不依赖于对病毒的针对性治疗，它注重的是辨证论治和整体观念。辨证论治是指在中医学理论的指导下，对患者的各种临床表现进行综合分析，从而对疾病当前的病因、病位与病性做出判断，并根据判断的结果，确定相应的治疗方法。中医认为，引起病毒性呼吸道感染的病原体无论是什么，都属于"邪气"，临床表现有许多共性，在治疗时关注患者的临床特点，搞清证候特征，得出核心病机，并参照以往的治疗经验，可以减轻症状。中医学在长期的临床实践中形成了包括卫气营血辨证、三焦辨证以及六经辨证等在内的多种辨证论治理论体系。在对病毒性呼吸道感染进行辨治时，可以灵活使用以上辨证论治原则指导临床遣方用药；也可以根据中医证候类型，参照传统的理法方药进行治疗。中医治疗的优势是即使病原体不明确，仍然可以在辨证论治理论的指导下，根据疾病的临床表现，提出相应的治法方药，使邪有出路。

中医整体观念认为人是一个统一的整体，治疗病毒性呼吸道感染并非从抗病毒的角度出发，而是从整体出发，针对患者当前的状态辨证论治，并调动身体正气抵御病毒。人体发病是因为机体处于正邪交争的矛盾斗争过程。邪气包括六淫、疠气、外伤、痰饮等，正气是人体抗病、修复、调节的能力。邪气如作用于人体，正气必然与之抗争，邪气是发病的重要条件，正气是抗病的主要因素。若正气强盛，抗邪有力，则病邪难以入侵，故不发病；若正气不足，抗邪无力，外在邪气乘虚而入，则疾病因而发生。《黄帝内经》说"邪之所凑，其气必虚"，《温疫论》中说"本气充实，邪不能入""本气亏虚，呼吸之间，外邪因而乘之"，古人都已经认识到这一点。正气在疾病的发生、发展、预后及转归中都起着重要作用，因此在疾病的治疗过程中，中医注重调节机体的整体状态，调养气血，固摄精气，保持机体正气旺盛、阴平阳秘，从而达到治疗目的。

《素问·八正神明论》曰："上工救其萌芽，必先见三部九候之气，尽调不败而救之，故曰上工。"意思是如果能够在疾病处于萌芽阶段时发现其细微征兆，进行合理有效的干预，就可以阻止其发病或延缓疾病进程。相反，如果不予重视，延误最佳治疗时机，等到病程进展、正气不足时，治疗起来就会困难。东汉末年伤寒大流行，金元时期大头天行，新中国成立初期乙脑流行……几千年来不胜枚举的瘟疫实践，让历代中医医家在防治疫病方面积累了丰富的经验。彼时微生物学不发达，面对不明原因的突发传染病，中医依据症状进行辨证论治，依靠整体观念开展治疗，在患者发病的最初阶段就展开救治，收到了减轻病情、缩短病程、减少轻型向重型转变等效果[1]。

以中医理论为基础，通过临床辨证，判断疾病的病因、病位、病性和病机，从而确定治疗原则，在现代医学没有针对病毒特效药物的前提下，及时开展救治工作，可为有效控制病情争取时间。中医药治疗病毒性呼吸道感染也有不足，如针对病原体的直接作用不够理想，传统的汤剂虽能发挥其"个体治疗"的优势，但对急重症患者来说不能完全适应临床需要，为了用药方便和取效快，可使用中成药注射剂。因此，针对突发病毒性呼吸道感染，可采用中西医结合治疗，为挽救生命共奏和谐乐章。西医采用补液、退热、吸氧等支持疗法时，中医结合临床四诊辨证进行个体化治疗，中西医取长补短，可达到最好成效。

二、常见体质与因地制宜

三因制宜，即因时、因地、因人制宜，它将人类的健康和疾病置于自然、社会的大环境中考虑，是中医理论指导中医临床诊疗的重要组成部分，也是中医的优势所在。《素问·宝命全形论》认为："人以天地之气生，万物之法成。"人是自然界的产物，人体的生理病理与自然界天地阴阳之气的运动变化息息相通，所以《儒门事亲·立诸时气解利禁忌式》认为："凡解利、伤寒、时气疫病，当先推天地寒暑之理，以人参之。"在诊疗疾病时，要根据时令气候节律、地域环境、患者体质等因素做出分析，从而定出适宜的治法与方药。

徐大椿在《医学源流论》里指出："天下有同此一病，而治此则效，治彼则不效，且不惟无效而反有大害者，何也？则以病同而人异也。夫七情六淫之感不殊，而受感之人各殊。"说的就是个体之间存在差异，即便是同一种疾病，也要根据患者的特点，来制定适宜的治疗原则，即"因人制宜"。个体之间除了性别、年龄的差异，在形态结构、生理功能、心理状态上也存在着各自的特殊性，这种个体在生理上的身心特殊性便称为体质。体质是对个体身心特性的概括，是人体生理活动综合状况的反映，它秉承于先天，得养于后天。先天禀赋确定了体质的基调，而年龄变化、饮食习惯、劳逸状况、环境因素、精神因素、疾病损害等后天因素则影响着体质，使得体质具有了可变性。目前，体质的相关现代分子生物学研究已在多组学层面展开[2]，体质研究越来越受到重视，形成独立的学科"体质学"。在疾病预防中，采用体质辨识的方法，把握健康与疾病的整体要素与个体差异，制定预防原则，能够更好地进行"因人制宜"的干预。

古今医家从不同角度提出了不同的体质分类方法，如《黄帝内经》中的五行分类法和体型分类法、张介宾的脏象阴阳分类法、叶天士的阴阳属性分类法等。2009年，中华中医药学会发布了《中医体质分类与判定》标准，该标准经众多中医临床专家、流行病学专家、体质专家多次论证，有很好的可参照性。书中将体质分为平和质、气虚质、阳虚质、阴虚质、痰湿质、湿热质、血瘀质、气郁质、特禀质九个类型。不同的体质会影响人对环境的适应能力和对疾病的抵抗能力，以及发病过程中对某些致病因素的易感性和病理过程中疾病发展的倾向性等，进而还影响着某些疾病的证候类型和个体对治疗措施的反应性，从而使个体的生、老、病、死等生命过程带有明显的个体特异性。不同的体质是个体脏腑精气阴阳及其机能的差异和经络气血之偏颇的反映，这些差异和偏颇导致了个体在生命活动表现形式上的某种倾向性和属性上的偏阴偏阳的差异。

《素问·五常政大论》中认为"西北之气，散而寒之；东南之气，收而温之"，意思是西北地区的气候寒凉，人们生病多是外寒而里热，因此在治疗时要散其外寒，清其里热；东南地区气候温热，所以阳气容易外泄而生内寒，在治疗时要收敛其外泄阳气，温其内寒。这种根据不同地域的环境特点来制定治疗原则的方法就是因地制宜。常言道，一方水土养一方人。我国幅员辽阔，不同地区地势有高下之分，气候有寒热湿燥之别，生活习惯也各有不同，因此人们的生理活动和病理变化亦不尽相同，如在西北高原地区，气候寒冷干燥，当地人多吃牛羊乳汁，因此体格健壮，不容易感受外邪，患病多是内伤。而东南地区地势低洼，气候温热多雨，人们腠理疏松，容易感受外邪或患痈疡。除此之外，某些疾病的发生与不同地域的地质水土状况密切相关，如地方性甲状腺肿、克山病等，"因地制宜"就是考虑疾病发生的地域背景而实施治疗。

南方地区地势低下，居处卑湿，多雨、露、雾，故病邪以风、热、暑、湿邪居多，加之地域性体质特点，多见湿证、风湿证、暑湿证、湿热证；而西北地区多是高山峻岭，地势高，气候干燥寒冷，鲜有湿邪，故病邪多为风、寒、燥邪，加之地域性体质特点，多见风寒证、燥证等[3]。

正如《医学源流论·五方异治论》所言："人禀天地之气以生，故其气随地不同。西北方人，气深而厚，凡受风寒，难以透出，宜用疏通重剂；东南之人，气浮而薄，凡遇风寒，易于疏泄，宜用疏通轻剂；又西北地寒，当用温药，然或有邪蕴于中，而内反甚热，则辛寒为宜；东南为温，当用清凉之品，然或有气随邪散，则易于亡阳，又当用辛温为宜；至交广之地，则汗出无度，亡阳尤易，附、桂常用之品；若中州之卑湿，山峡之高燥，皆当随地制宜。"

三、因时制宜

《灵枢·五变》云："夫木之蚤花先生叶者，遇春霜烈风，则花落而叶萎；久曝大旱，则脆木薄皮者，枝条汁少而叶萎；久阴淫雨，则薄皮多汁者，皮溃而浅；卒风暴起，则刚脆之木，根摇而叶落。凡此五者，各有所伤，况于人乎！"可见，草木尚会随四时节气而变化，更何况人呢？《素问·生气通天论》云："平旦人气生，日中而阳气隆，日西而阳气已虚，气门乃闭。"《素问·八正神明论》云："月始生则血气始精，卫气始行；月郭满则血气实，肌肉坚，月郭空，则肌肉减，经络虚，卫气去，形独居。"生活于自然界中的人，时刻受四时气候、昼夜晨昏等因素的影响，其生理病理自然与之相关。一个典型的例子便是我们的脉象会随四时的春生、夏长、秋收、冬藏而出现春弦、夏洪、秋毛、冬石的变化。春天阳气升发，万物生长，气温渐高，气压渐低，气压低则血液流向体表时受到的外界阻力减小，脉因而转为浅浮，但仍留紧张余势，便形成微弦的春脉；夏季气温高、气压低，人体经常出汗，血管也易于扩张，于是形成了夏天微洪的脉象；秋季气温渐低、气压渐高，人体出汗减少，血液流向体表之势不如夏日充盛，脉管仍有扩张余势，因此表现为轻虚而浮微毛的秋脉；冬季气温低、气压高，气压高则血液流向体表时受到的外界阻力大，且冬季人体经常处于紧束状态，所以冬脉微石，深沉有力[4]。

《黄帝内经》云"春夏则阳气多阴气少，秋冬则阴气盛而阳气衰""平旦人气生，日中而阳气隆，日西而阳气已虚，气门乃闭"，人体阴阳二气也有随四时节气、昼夜晨昏而消长的变化规律。不仅生理情况受其影响，病理情况也受其影响，《灵枢·顺气一日分为四时》就指出："夫百病者，多以旦慧昼安、夕加夜甚。"是指很多患者病情多在早晨减轻，神志清爽，白昼安静，而到了傍晚，病势渐渐加重，夜间病势最甚。这是因为人体早晨阳气生发，邪气衰退，所以患者感到神志清爽；中午人的阳气逐渐隆盛，正气能胜邪气，所以患者较安静；傍晚人的阳气开始收敛，邪气就会逐渐嚣张，所以病情加重；半夜人的阳气闭藏于内，只有邪气亢盛于外，所以疾病就甚重。相信很多人在生活中也有过这种感受，生病的时候，每天之中以早晨相对舒服，晚上则最难受。同理，大家仔细观察就能发现，冬季生病会比其他季节多，这也是因为冬季阳气闭藏，无力对抗邪气。

时令节气等的影响，还会导致出现季节性多发病或时令流行病，如《素问·金匮真言论》中就指出：春善病鼽衄，仲夏善病胸胁，长夏善病洞泄寒中，秋善病风疟，冬善病痹厥。就连四时皆有的外感六淫致病，也常常是春季多风病，夏季多暑病，长夏多湿病，秋季多燥病，冬季多寒病，与季节气候关系密切。因此治疗疾病时必须根据时令气候节律做出分析，区别对待，从而制定适宜的治法与方药。如夏季炎热，人体阳气盛，腠理疏松开泄，容易出汗，此时即便感受风寒而生病也不宜过用辛温发散的药物，以免伤津耗气或者助热生变；而寒冬时节，人体阴气盛阳气内敛，腠理致密，此时感受风寒则可以用辛温发散的药物，但如果此时出现热证，也要慎用寒凉的药物，以免损伤阳气。这便是《素问·六元正纪大论》所说的："用寒远寒，用凉远凉，用温远温，用热远热。"除用药外，我们平时吃的食物也应当遵循这个原则，天气寒冷时少吃寒凉食物，天气炎热时少吃温热食物，并根据时令节气选择合适的食物，春季适当食用辛温升散或辛甘发散类食物，如枣、葱、香菜、花生等以适应阳气的升发；夏季酷暑炎热，可以食用苦瓜之类清心泻火的食物；秋季干燥，养阴润燥类的食物如银耳、百合等最适宜此时食用；冬季气候寒冷，则可多吃羊肉、核桃仁等温性食物。

另外，针灸治疗也要遵循因时制宜的原则，《素问·诊要经终论》明确指出："春夏秋冬，各有所刺，法其所在。"若违背这个原则，就会有"春刺夏分，脉乱气微，气淫骨髓，病不能愈"等不良后果。《灵枢·四时气》中，则具体提出"春取经，血脉、分肉之间，甚者深刺之，间者浅刺之；夏取盛经孙络，取分间绝皮肤；秋取经俞，邪在腑，取之合；冬取井荥，必深以留之"的依据季节气候的取穴法和刺法[5]。由于十二经脉的气血运行状态会根据不同的时间变化而有相应的盛衰变化，因此形成了按时选穴进行针灸治疗的方法，即"子午流注针法"。

　　四季更替，昼夜变换，生老病死，这些都是自然界周期性的变化。古代医家在朴素辩证法的指导下，通过长期的观察和实践，总结出了因时制宜的治疗原则，即《素问·八正神明论》所谓"以日之寒温，月之盛衰，四时气之沉浮，参伍相合而调之"，还总结出了疾病发生的规律。《诸病源候论》云："（瘟疫）其病与时气、温、热等病相类，皆由一岁之内，节气不和，寒暑乖候，或有暴风疾雨，雾露不散，则民多疾疫。"人类长期生活在"风、寒、暑、湿、燥、火"六气交互更替的环境中，对其产生了一定的适应能力，一般不会生病，但如果自然界气候异常变化，超过了人体的适应能力，这时便容易暴发流行病。自然界气候异常变化是一个相对的概念，它表现在气候变化与该地区常年同期气候相比太过或者不及，又或非其时而有其气，如冬季本该寒冷却出现了温暖的气候，夏季本应炎热却出现了寒冷的气候，此时人体内环境难以与外界环境相适应，人体的免疫力相对低下，细菌、病毒等致病微生物则可趁虚而入侵袭人体。因此每逢季节交替的时候便容易出现流行病。此外，春季和冬季也是流行病好发之时。俗话说，"二月天，孩儿脸"，春季时暖时冷，天气说变就变，而冬天天气寒冷，人们室外活动减少，室内通风较差，人体防御能力降低，且春冬季节病毒、细菌增长繁殖速度快，因此流行病多发。

要降低病毒性呼吸道感染的发生率，既要从减少气候的异常变化入手，也要从因时制宜，固护自身正气入手。减少气候的异常变化，我们就要爱护环境，节约资源，比如尽量不使用一次性制品等，出行时选择公共交通工具，随手关灯，这些都是我们生活中力所能及的一点小事，虽然这些行为不能马上见效，但正是这一点一滴的积累在慢慢改变这个世界，回报虽然不快，却意义重大。而因时制宜，固护自身正气，我们能做的就更多了。在日常生活中，起居饮食都应顺应四时变化。春季阳气升发，应该晚睡早起，多散步晒太阳，伸伸懒腰，以使机体顺应阳气的升发而舒展，饮食也应该清淡，不要吃太多油腻、烹煎燥热的食物，可吃鸭梨、荸荠、橘子、甘蔗之类的果品，以及绿豆汤、绿豆芽等清淡甘凉食物，以免积热在里。夏季昼长夜短，应晚睡早起，不要因气候炎热就懒于活动，夏天肤腠开泄，汗出也多，可吃甘寒、利湿清暑少油的食物，可选食西瓜、冬瓜、白兰瓜等瓜果，常饮绿豆汤，或用灯心草、竹叶、酸梅、冰糖煎水代茶饮用，以清热解暑、养阴益气，切忌过食生冷与油腻厚味食物，也不要只图一时之快，贪食冷饮，以免损伤脾胃，或长时间吹空调，以免得空调病。秋季天气转凉，阳气由疏泄转向收敛，应早些睡觉，以顺应阳气之收敛，同时早点起床，使肺气得以舒展，且防收敛太过。秋季应少吃姜、蒜、韭菜、辣椒等辛燥食物，可以吃蜂蜜、秋梨等柔润的食物及山药、薏苡仁等健脾补胃的食物。冬季万物潜藏，阴盛阳衰，应早睡晚起，等太阳出来了再起床，以免扰动阳气，避开寒凉保持温暖，尽量不要让皮肤开张出汗而频繁耗伤阳气。冬季适合"滋补"，可以吃核桃、羊肉之类补肾助阳，以迎来年。应顺应"春夏养阳，秋冬养阴"的法则，春夏季节适当养阳气，秋冬季节适当养阴液。对于四时不正之气我们要及时回避，并且尽量让自己保持良好的心态和状态，同时时常练习八段锦、五禽戏或者太极拳这类导引术，它们简单易学、动静相宜、强度适中，能促使气血通畅，血脉流通，起到增强体质、提高免疫力、放松身心的作用。

四、因人制宜

因人制宜是指治疗疾病时不能孤立地看待病证，必须看到人的整体和不同人的特点，根据患者年龄、性别、体质、生活习惯等不同特点来考虑治疗用药的原则[6]。

（一）儿童

1. 小儿生理病理特点

中医认为小儿肺脏娇嫩，加上先天禀赋不足，肺脾两虚，肺气虚弱则表卫不固，脾胃虚弱则化源不足，五脏皆虚，另外可能存在母子同病，导致机体抵抗力相对较弱，一旦防卫失当，容易受邪气所犯。

2．小儿辨证用药特点

《素问·逆顺肥瘦》中指出："年质壮大，血气充盈……刺此者，深而留之……婴儿者，其肉脆，血少气弱，刺此者，以毫针，浅刺而疾发针，每日再可也……"说明辨证治疗要因人而异。小儿虽生机旺盛，但气血未充，脏腑娇嫩，易寒易热，病情变化较快，故治疗小儿病，忌投峻攻，少用补益，用药量宜轻。另外，儿童处于生长发育的重要阶段，脏腑娇嫩，用药不仅要折算用药量，而且要慎用会影响神经、骨骼等系统的药物。

3．儿童的防护

（1）未病先防。根据《黄帝内经》治未病思想，首先要做好预防。一是避免聚集，搞好清洁卫生，外出要佩戴口罩，"虚邪贼风，避之有时"；二是节制饮食，保证睡眠充足，适当运动，做到"饮食有节，起居有常，不妄作劳"；三是做好家庭按摩，可用轻柔手法点揉关元、中脘、足三里等穴位，每个穴位3~5分钟，以提高机体免疫功能，做到"正气存内，邪不可干"；四是适当服用中药预防。

（2）既病防变。病毒性呼吸道感染的治疗以逐邪为第一要义，诚如吴又可所说："大凡客邪，贵乎早逐，乘人气血未乱，肌肉未消，津液未耗，患者不至危殆，投剂不至掣肘，愈后亦易平复。欲为万全之策者，不过知邪之所在，早拔去病根为要耳。"用中药防控的方向在于阻断病情发展，避免由轻到重，由重转危，并提高治愈率，降低重症率，减少病死率。

（3）愈后防复。对于治愈后出院的患儿，要注意防止复发。除居家观察外，还可根据体质和症状调理善后。

症见低热，偶咳，汗多，纳差，咽干口渴，舌红少苔，偏于肺胃阴虚者，可予沙参麦冬汤加减，药用北沙参、麦冬、玉竹、天花粉、生地黄等。吴鞠通称本方为"甘寒救其津液"之法，功专滋养肺胃、生津润燥，全方清不过寒，润不呆滞，适合儿童使用。

症见汗出恶风，神疲乏力，腹胀便溏，食欲不振，舌淡苔白，偏于肺脾气虚者，可服玉屏风散合异功散加减，药用黄芪、炒白术、防风、沙参、茯苓、陈皮、炒麦芽、炙甘草。玉屏风散补脾实卫，益气固表。异功散是儿科鼻祖钱乙在四君子汤基础上加入一味陈皮而成，又称五味异功散，适用于脾虚气滞者。张山雷赞道："此方补脾而能流动不滞，陈皮一味，果有异功。"[7]

4. 对促进儿童健康的建议

家长应在家多和孩子一起做居家体育运动，养成打喷嚏或咳嗽时用纸巾或袖肘遮住嘴巴、鼻子的良好卫生习惯。不能适应戴口罩的小婴儿或新生儿，家长应该给予特别防护，因为家长可能是没有症状的带菌者，所以应主动戴好口罩。

活动空间有限时，患儿容易出现烦躁、焦虑、易激惹等不良情绪。为避免不良情绪，建议家长采取以下措施：

（1）适当对疾病进行讲解，以更好地取得孩子的理解和配合。

（2）与孩子共同进行游戏和活动，比如朗诵、绘画、书法等形式的文体活动，或跟随音乐唱歌、跳舞等形式的音乐疗法。

（3）确保正常的生活规律。孩子在家休息时不可长时间看电视或玩电子产品，应适当安排锻炼运动，按时作息，确保睡眠充足。

（二）孕产妇

孕妇一旦感染，早期易致胎儿畸形，中后期则容易引发急性呼吸窘迫综合征、多器官功能衰竭等各种危重症，危及生命。

1. 孕妇生理病理特点

孕妇阴血下注冲任以养胎，会出现阴血聚于下、阳气浮于上、阳气偏亢的状态。《傅青主女科·妊娠恶阻》云："夫妇人受妊，本于肾气之旺也，肾旺以摄精，然肾一受精而成妊，则肾水生胎，不暇化润于五脏。"孕妇生理病理特点的研究显示：正常妊娠早期妇女体质类型以阴虚质所占比例最多；早期先兆流产患者体质类型以阳虚质、气郁质所占比例最多[8]；妊娠中晚期妇女平衡生理状态较少，偏颇生理状态较多，兼有阴血虚型、痰湿型、实热型居多，其次为虚热型和平和型[9-10]。

2. 孕妇辨证用药特点

中医认为，由于妊娠期女性处于特殊时期，机体容易出现阴阳气血失调的情况，抗病能力低下，病易传变，因此在治疗时要尽可能地避开孕妇慎用药，严格控制药量，并密切关注孕妇与胎儿的情况，充分发挥中医药"因人制宜"的优势，兼顾治病与安胎两个方面。轻症患者中医药治疗优势突出，治疗宜早，要重视药物的选择，在祛邪的同时要注意顾护胎元，重症、危重症患者必须尽早到医院就诊，早期诊断、早期治疗。

3. 孕产妇的防护

对于无接触和暴露史的绝大多数正常孕妇来说，在做好妊娠期保健的同时，做好自我防护是关键！孕妇居家防护期间如出现突发异常状况，应及时电话咨询妇产科医生或家庭医生，遵医嘱产检。孕妇必须产检时，应提前预约，做好防护，并尽量缩短就医时间。突发异常状况包括头晕、头痛、视物模糊、心慌气短、血压升高、阴道出血或流液、异常腹痛、胎动异常等。孕妇的毛巾、浴巾、餐具、寝具等生活用品要单独使用，避免交叉感染。

（1）生活防护。①中医讲"虚邪贼风，避之有时"，孕产妇应尽量避免去人口密集的公共场所，尽量注意保暖，避免感冒，保持良好的卫生习惯，勤洗手，戴口罩，以减少接触病源。②饮食宜清淡，做到膳食合理搭配。可适当增加新鲜蔬果，可进药食同源的食物，如萝卜、芦笋、山药、蒲公英等；要做到食饮有节，不可饥饱无度，不妄食野味；"饮食自倍，脾胃乃伤"，因此保护好自身脾胃功能是增强抗病能力的重要条件。③合理休息，不妄作劳，避免熬夜，保证充足的睡眠。④中医讲究"正气存内，邪不可干"，因此在药物方面可选择扶正培本中药。⑤孕产妇一旦被感染，更应及早治疗，不要因为担心药物不良反应而不就诊或不用药，以防进展为重症或危重症。

（2）心理健康指导。忧虑惊恐，耗损正气，阻滞气血，会增加感染风险，同时可导致孕妇发生焦虑、抑郁、自杀意念等精神症状的风险增加，影响母胎健康。对于减轻孕妇心理压力，保持孕妇心理健康，可参考以下几点建议：①接纳现状并减少疾病信息暴露。在事实无法改变的情况下要学会接纳现状，建议孕妇通过官方渠道了解疾病信息，每天阅读疫情信息的时间最好不超过0.5小时。②合理宣泄情绪，放松心情。可以选择看电视节目、看书、听音乐、玩游戏、收拾东西、做家务等，将注意力转移到能让自己更舒适的活动上，或者寻求亲朋好友的支持。③进行积极的自我暗示。可主动学习了解相关知识，增加知识储备，减少恐慌。时刻坚信只要自己做好防护措施，做好自我隔离，坚持规律的作息和饮食，自己和宝宝就会保持健康。④调整心态应对分娩恐惧。多看一些关于分娩的书，了解整个分娩过程后，就会以科学的头脑应对恐惧的心理。如果无法通过自我调节缓解恐惧，也可通过咨询热线等渠道寻求专业帮助，进行心理干预。

（三）老年人

我国是人口老龄化程度较高的国家，并且正处于老龄化快速发展的阶段。老年人免疫功能较差，多合并慢性疾病，是病毒性呼吸道感染的易感人群和高危人群，因此做好老年人的防控工作，是保障老年人生命安全的重中之重。

1. 老年人生理病理特点

老年人"血气已衰，骨疏薄"，整个机体功能呈现衰弱的态势，正气虚弱，腠理疏松，卫外不固，机体防御能力低下，易感外邪而发病。外邪侵袭是老年人患病的诱发因素，痰、瘀既为老年患者脏腑功能失调的病理产物，又是导致老年人病情发生发展的重要因素。如李志等所言，老年人主要以虚、痰、瘀、郁为生理病理特点，并且常出现兼杂现象[11]。

2. 老年人辨证用药特点

沈丽萍等对上海市某社区的中老年居民的调查显示，中老年居民的主要中医体质依次为平和质、阳虚质、气虚质、阴虚质、痰湿质、特禀质、湿热质、血瘀质、气郁质和多项并列[12]。《温疫论·老少异治论》："凡年高之人，最忌剥削。设投承气，以一当十；设用参术，十不抵一。盖年老荣卫枯涩，几微之元气易耗而难复也。所以老年慎泻。"老年人气血衰弱，耐受性差，故用药要轻，不可过于峻猛，常用党参、黄芪等补益类药物。

3. 老年人的防护

老年人，尤其是患有基础疾病者，往往体弱正衰，因此，扶助正气是根本。应确保老年人掌握预防病毒感染的个人防护措施、手卫生要求、卫生和健康习惯，避免共用个人物品，注意通风，落实消毒措施。倡导老年人养成经常洗手和戴口罩的好习惯。

（1）生活防护。饮食以清淡为主，多饮水，忌辛辣油腻食物。保持食饮有节，不可饥饱无度，不妄食野味。中医外治法在预防保健中有不可替代的作用，具有"简、便、廉、验"等特点，如艾灸、导引等疗法。这些疗法可以温补元气，提升人体正气，而且艾草等可起到芳香辟秽化浊的功效，对老年群体的健康有益。还可采用摩腹法对腹部进行按摩，这样既可健脾助运而防治胃肠道疾病，又可培元固本。

（2）心理健康指导。要定期关心老年人的生活状况，有针对性地提供符合老年人的医疗、娱乐等服务。鼓励老年人发挥自己的才能与兴趣爱好，积极适应新的生活方式。通过正确的渠道和方式学习疾病相关知识，调整好心理状态，避免过度恐慌，必要时进行心理干预。

（3）积极治疗基础病。老年患者往往合并有高血压、糖尿病、冠心病等慢性疾病，需根据基础病的不同，按时、按规律、按规范服用药物，做好相关疾病的预防治疗。老年患者应学会评估自己的病情，监测自己的一般情况，病情变化时及时就医。患者家属需给予协助，同时做好评估、监测工作。

（四）特殊人群注意事项

1. 糖尿病患者

糖尿病患者抗感染能力较弱，易并发呼吸系统感染，而且糖尿病合并病毒性呼吸道感染更容易发展为危重病例，Yang等人提出病毒性感染本身可导致血糖升高[13]，治疗过程中如果使用糖皮质激素治疗病毒感染并发症，可导致血糖急剧升高，容易伴发酮症酸中毒等急性并发症，使得病情更加难以控制。因此，糖尿病患者做好自我健康管理和日常防护显得尤为重要。

（1）合理膳食，均衡营养。在日常饮食中应合理进行饮食调养，不断补充水谷精微以滋养人体，从阴阳、气血、脏腑功能入手对机体进行整体调节，限制煎、炸、炒等多油食物的摄入，坚持"杂"与"粗"相配，食勿过精，且食宜多类，确保谷气之全。

（2）合理运动，增强体质。建议以中等强度有氧运动为主，如健步走、骑自行车、打羽毛球等，至少150分钟/周[14]，如每周运动5天、每次30分钟。鉴于疫情期间需减少外出，可选择在室内进行跳绳、原地跑、有氧舞蹈及八段锦、太极拳等运动。

（3）规律作息。应做到起居有常，不妄作劳，老年人更不应该熬夜，应该按规律的生物钟作息。

（4）调整心态、避免不良情绪。焦虑、抑郁情绪是使糖尿病病情恶化、并发症提早出现的一个主要危险因素[15]，因此开展针对糖尿病患者的心理健康评估、援助、治疗和服务非常必要，以避免患者在疫情期间由于担心、害怕、焦虑、抑郁等负面情绪而造成血糖波动，影响治疗效果[16]。《临证指南医案》谓："心境愁郁，内火自燃，乃消症大病。"情志因素在糖尿病的发生、发展过程中起重要作用，因此需做到"节喜怒""少思虑"，以利于身体康健。

（5）加强疾病治疗和自我管理。糖尿病患者需定时监测血糖和血压。糖尿病患者的感染风险与血糖控制情况密切相关，糖化血红蛋白（HbA1c）每增加1%，社区获得性感染风险就会增加3%，医院获得性感染风险就会增加6%[17]。因此良好的血糖控制与管理对于减少感染的发生至关重要。另外，要备足药物，同时加强卫生防护，勤洗手，做好防护。

2型糖尿病属中医学"消渴病"范畴，病机以阴虚为本，燥热为标[18]。消渴日久，耗气伤阴，正气亏虚，易于感受外邪，恰如"邪之所凑，其气必虚"理论，起病之初就有乏力症状，亦是气虚表现，进一步发展多表现为阳气不足证和阴阳两虚证。治疗时应以温阳滋阴、补肾固涩为主，适当选用枸杞子、熟地黄、山萸肉等滋补肝肾药物[19-20]。

2. 高血压患者

高血压患者在疫情期间处于防病的紧张状态，疾病的治疗、管理和生活作息规律被打乱，容易加重高血压病情。

大多数中医学者将高血压病归于"眩晕""头痛"等范畴。《中医临床诊疗术语·疾病部分》将高血压病称为"风

眩"，是以眩晕、头痛、血压增高、脉弦为主要表现的眩晕
类疾病。高血压患者感染期间，生活方式的管理很重要。世
界卫生组织提出的健康四大基石——合理膳食、适当运动、
戒烟限酒、心理平衡，对预防和控制高血压起至关重要的作
用[21]。

（1）饮食上要控制盐的摄入，不要吃得太咸，方便面、
味精、蚝油等含盐量比较高，居家饮食时要注意适当限制，
每天的盐摄入量应小于5克。大量临床研究证明，阴虚质、
痰湿质和气虚质是高血压患者的主要体质分型[22-23]。痰湿质
高血压患者忌肥甘厚味，饮食上宜选健脾利湿、化痰祛瘀的
食物，如白萝卜、薏苡仁、扁豆、洋葱、白果、紫菜、冬瓜
等，忌食动物脂肪、动物内脏、海鲜等高脂肪、高胆固醇的
食物；阴虚质高血压患者应多进食性味甘寒、滋补阴液的食
物，忌吃辛辣、燥热、易郁而化火的食物，可进食黑木耳、
桑椹、芝麻、核桃仁等黑色食品，以及贝壳类性寒凉、敛阴
的食品，如甲鱼、乌贼、牡蛎等；气虚质高血压患者可进食
性温热、味辛甘的食物以达到温阳补气的作用，忌苦寒伤阳
的药物，可选购羊肉、牛肉、狗肉、鸡肉、韭菜、茴香等。
尽量少饮用浓茶、咖啡、烈酒，少吃刺激性的食物。高血压
患者还要注意养成良好的排便习惯，比如早上按时排便，平
时有便意即如厕，排便时要集中精力不要看报、玩手机，注
意不要用力过猛。

（2）适当活动，不要久坐，控制体重。

（3）保持情绪稳定。中医学很早就认识到情绪对血压的影响较大，如：大怒则形气绝，而血菀于上，使人薄厥，喜怒不节则伤脏，所谓"喜伤心、怒伤肝、思伤脾、恐伤肾"，而心、肝、脾、肺、肾的损伤均可导致眩晕、头痛的发生，因此情志内伤是高血压产生的重要病因。情志条达则脏腑功能正常，人体气血通畅[24]。故高血压患者应保持一颗平常心，避免出现过激的情绪，不要因日常的生活琐事而担心、忧虑，应保持乐观、愉悦的心境，进而促使身体的运行正常而有节律。居家时间长了会进入烦闷期，容易让人产生焦虑、紧张、烦闷的情绪障碍和睡眠障碍，导致血压波动，因此应保证充足的睡眠，睡眠不佳时可以加服改善睡眠的药物，如果仍不能缓解，可以求助于医生。

3. 肿瘤患者

肿瘤患者由于接受抗癌治疗而导致自身免疫力下降，是防范感染的重点人群，另一方面，肿瘤患者的常规治疗会因感染而受到影响，因此，肿瘤患者做好防护至关重要。肿瘤患者预防病毒感染的重要原则是增强免疫力、规避免疫抑制、减少接触风险。

病毒感染和肿瘤病情构成了双重压力，会让肿瘤患者感受到极大的生命安全威胁，给患者带来严重的心身危害。《黄帝内经》有云："恬淡虚无，真气从之，精神内守，病安从来。"肿瘤患者要做好自身心理调适，保持心情稳静，避免焦躁。医务人员应及时电话随访，关注患者的情绪变化，对于情绪激动者做好心理护理，情绪疏导。

　　肿瘤患者在饮食方面应避免过饥或过饱，按时进食。同时饮食应清淡而少厚味，"调其饮食，适其寒温"，以养脾胃。研究发现肿瘤患者的体质以虚弱、失调为主，尤其是气虚质、阳虚质、津亏质、精亏质、郁滞质等体质类型比率较高[25]。食疗融入了中医的整体观念和辨证施治的理念，将食物的性味与功能结合起来[26]，依据"虚则补""实则泻""寒则热""热则寒"的原则，采用个体化的方案，可起到补益精气、扶助正气的作用。

　　另外，传统导引之术是中医防病的重要方式。中医八段锦对肺系疾病的预防、治疗及康复具有较高的应用价值[27]。通过传统立式八段锦的锻炼，可以达到"调息、调身、调心"的功效，进而改善肿瘤患者的临床症状。

（庞震苗　杨向娜　杨洁）

参考文献

[1] 苏芮，刘清泉. 中医药防治突发急性传染病面临问题分析及策略思考 [J]. 中国中医急症，2019，28（10）：1693-1694，1699.

[2] 王琦. 从发病学看体病相关的新视角 [J]. 天津中医

药，2019，36（1）：7-12.

［3］蔡明财，吕伟凤，于晓，等. 因地制宜思想对中医治疗学的影响［J］. 吉林中医药，2017，37（11）：1085-1088.

［4］纪世露. 试论"因时制宜"［J］. 安徽中医学院学报，1989（1）：2-4.

［5］叶执中. 春弦夏钩秋毛冬石［J］. 新中医，1976（1）：60.

［6］印会河. 中医基础理论［M］. 上海：上海科学技术出版社，1984：137.

［7］钱仲阳，张山雷. 小儿药证直诀笺正［M］. 上海：上海科学技术出版社，1958：143.

［8］赵颖，吴惠君，罗颂平. 早期妊娠妇女及早期先兆流产患者中医体质类型的研究［J］. 新中医，2010，42（7）：42-43.

［9］徐彩飞，张丽杰，顾晓春. 中医特色孕产妇保健模式的应用和管理［J］. 中国医院，2011，15（3）：35-36.

［10］张蕙，黄慧，周晨，等. 妊娠中晚期中医体质评估［J］. 中华中医药学刊，2010，28（7）：1435-1437.

［11］李志，王文兵. 老年体质研究及其应用初探［J］. 泸州医学院学报，2000（2）：113-114.

［12］沈丽萍，刘仲华，陈玉华，等. 上海长风社区1059名中老年居民中医体质调查分析［J］. 医学信息，

2010, 23（10）：174, 178.

［13］YANG J K, FENG Y, YUAN M Y, et al. Plasma glucose levels and diabetes are independent predictors for mortality and morbidity in patients with SARS［J］. Diabetic Medicine, 2006, 23（6）：623-628.

［14］中华医学会糖尿病学分会. 中国2型糖尿病防治指南（2020年版）（上）［J］. 中国实用内科杂志, 2021, 41（8）：668-695.

［15］MUSSELMAN D L, BETAN E, LARSEN H, et al. Relationship of depression to diabetes types 1 and 2：epidemiology, biology, and treatment［J］. Biological psychiatry, 2003, 54（3）：317-329.

［16］曾文, 逯明福, 史志幸, 等. 糖尿病健康教育的研究进展［J］. 中国医学创新, 2020, 17（1）：169-172.

［17］MOR A, DEKKERS O M, NIELSEN J S, et al. Impact of glycemic control on risk of infections in patients with type 2 diabetes: a population based cohort study［J］. American journal of epidemiology, 2017, 186（2）：227-236.

［18］史丽伟, 倪青. 当代名医辨治糖尿病用药经验举隅［J］. 河北中医, 2018, 40（2）：165-169, 186.

［19］马德锋, 田玉东. 社区2型糖尿病患者中医体质辨识及中医药健康管理［J］. 中国社区医师, 2014, 30（27）：92-95.

［20］周开，龚文波，苏琼，等. 运用中医体质理论分期
辨治2型糖尿病心得［J］. 江苏中医药，2010，42
（3）：30-32.

［21］刘雪亚，杨静，高兴娜，等. 膳食营养素与高血压
的关系研究进展［J］. 中国循证心血管医学杂志，
2022，14（3）：379-381.

［22］刘晓燕，郭静. 运用中医体质学对高血压患者进行饮食
调护［J］. 内蒙古中医药，2012，31（3）：175-176.

［23］姚晓天，程志清. 社区中老年原发性高血压患者中
医体质特点分析［J］. 浙江中医杂志，2004（8）：
352-353.

［24］马龙，周英武，刘如秀. 论情志养生对高血压病防治
的意义［J］. 吉林中医药，2013，33（7）：649-651.

［25］李奇，刘杰，王学谦，等. 肿瘤患者基于中医体质因
素的饮食康复治疗［C］//中华中医药学会. 2016全国
中医肿瘤学术大会论文汇编. 北京：中华中医药学会
肿瘤分会，2016：385-389.

［26］万光玲. 我国现代食疗科学研究初探［J］. 沈阳师范
大学学报（自然科学版），2011，29（2）：314-317.

［27］陆颖，赵晓霆，钟磊，等. 基于循证的八段锦对肺系
疾病及呼吸功能影响的临床研究述评［J］. 世界中西
医结合杂志，2018，13（10）：1476-1480.

后　记

　　虽然时代不断发展，但目前对病毒性呼吸道感染的治疗仍无特效药物。在每次与病毒的搏斗中，人们不屈不挠，守望相助。望当今居世之士，留神中医药家庭防护，以疗君亲之疾，以保身长全，以养其生，以悟其道。我们记录、回顾、思考，思考如何与自然共处、如何构建人类卫生健康共同体，希望在不可预知的未来更加从容。

　　本书历时两年余，在庞震苗、黄燕晓、陈凯佳、何婉婉等教授的共同努力下，终于成书。感谢王省良、刘小虹、李赛美等教授对我辈的鼓励，感谢广州中医药大学第一附属医院创新强院等项目和广东科技出版社的合力支持，感谢每位编委精益求精的付出，在此由衷地表示感谢！

刘　琼

2022年仲夏